不思議と
心とからだが
若返る

あなたの中の神様が目覚める奇跡の神体法

北極流神体法継承者　万福たけし

祥伝社

はじめに　すべての生命《いのち》を味方にしよう

一羽のカラスが、目の前で車にひかれた。

血だらけになって、バタバタと大きな羽音をたて、もがいている――。

当時、小学3年生の私は、すかさず瀕死《ひんし》のカラスを抱いて、家に連れて帰りました。一緒にいた友人たちは、怖いものを見るような目で、ただ立ち尽くすのみでした。翌日ある友人にこう言われました。「お前、すごいわ。よくあんなことできるよな」と。

でも私は、何がすごいのか、わかりませんでした。むしろ、疑問だったのです。

「えっ？　なんで助けへんの？　あんな苦しそうやのに。まだ助かるかもしれへんやん」

そう返すと、友人は気まずそうにしていました。もし、これがかわいい文鳥《ぶんちょう》だったら助けるの？　もし、人間だったら？　他にも疑問はありましたが、それは胸に留めました。

それから、私はそのカラスを介抱《かいほう》し、毎日、餌《えさ》をあげました。するとだんだん仲良くなって、私の手から餌を食べるようになったのです。カラスって人に懐《なつ》くんだ！　その事実が感動でした。そして、半月後には、元気に羽ばたいていきました。

この話は最近まで忘れていたくらい、私にとっては自然なことでした。

動物は、人の心がわかるのだといいます。どうりで、私はすごく動物に好かれるのです。虫や鳥が肩にとまってきたり、猫がすりよってきたり、海でイルカが寄ってきたり、そういうことが多々ある。きっと、「こいつは味方だ」と思われているのでしょう。

私は単に動物が好きというより、同じ生命《いのち》はみんな大事だと思うのです。

地球誕生から46億年、進化の過程で枝分かれしてきたけれど、どの生命も、その根源をたどれば、同じところから生まれてきました。人も、動物も、草も木も、すべての生命は、根源で繫《つな》がっているのです。人の胎児も母親のお腹の中で、単細胞から分裂し、魚類、両生類、爬虫類《はちゅうるい》、鳥類……と、わずか十月十日《とつきとおか》のうちに、46億年の進化の歴史をたどるといいます。一人ひとりの全細胞の中にすら、幾星霜《いくせいそう》の記憶が眠っているのです。

わたしの命と、みんなの命は、繫がっているんだ、と実感するとき。

誰かの命を、心の底から、大切に思うとき。

そして、与えてもらった命のありがたさに、思わず手を合わせたくなるとき。

人は〝生命の根源〟に繫がり、眠っていた生命力が目覚めます。細胞レベルで、身体が変わるのです。すると、奇跡的に病気が癒《い》えたり、若返ったり、元気がみなぎってきたり、不思議なことが当たり前のように起こります。

本書との出合いをきっかけに、あなたが身体の悩みから解放されますように。生きる喜びに包まれますように。悔いなき幸せな人生を送られますように、心から願っております。

万福たけし

不思議と心とからだが若返る
あなたの中の神様が目覚める
奇跡の神体法　もくじ

第1章
あなたの身体は神社である

第2章

人生が変わり、若く美しくなる生活習慣

第3章

身体と心がゆるむボディワーク

身体《からだ》をパワースポットにすれば、人生も上手《うま》くいく

私は大学生の頃から、プロの整体師として活動してきました。

けれど年々、そのやり方に限界を感じるようになっていったのです。

なぜなら、みずからの手で施術できる人数には、どうしても限りがあったから。

そして最大の理由は、せっかく何時間もかけて施術して、その場では「楽になった！」、「痛みがとれた！」と感謝していただいても、また一カ月後、お会いしたときには、ほとんど元の状態に戻ってしまっていることが、度々あったからです。

その度に、自分の無力さを感じ、本質はどこにあるのか、探し求めていました。

そして、行き着いたのが本書でお伝えしている「神体法《しんたいほう》」です。


「私の身体は、〝神様が宿るもの〟なんだ」


実は、そう考えてみるだけで、あなたの身体は生まれ変わります。

この意識改革こそ、本書でお伝えする神体法の根幹《こんかん》ともいえるのです。

考え方が変わると、身体も変わります。

日常の考え方をちょっと変えるだけで、まるで別人のように若々しく、みずみずしく、美しく、元気になれる。より自分らしくなれる。そういう方法があるのです。

そんなまさか……、考え方を変えるだけで？　と思われるかもしれませんが、本当です。これはオカルトでもなんでもなく、私が身体の専門家として、年間５０００人以上の方の身体の悩みにお応えしてきた経験からも、断言できることです。

身体の悩みは人それぞれで、病気になる要因もさまざまですが、原因の、そのまた原因を突き詰めていくと、根っこにある一つの答えに行き着きます。

それは、「自分の身体を大事にできていない」ということ。
つまり、「真に自分を愛せていない」ということです。

仕事で身体を酷使《こくし》していたり、ダメだとわかっていながら不健康な生活習慣を続けていたり、栄養ドリンクやサプリ、クスリに頼りきりだったり、間違った流行《はや》りの健康法・美容法を続けていたりする。

そのせいで、本来の潜在能力と、自然治癒《ちゆ》力を活かしきれず、不調に陥《おち》ってしまう方がなんと多いことか……。自分で自分の可能性を狭めてしまっているのです。

幸せな人生を歩もうと思えば、自分の身体に対しても、それにふさわしい扱いをしてあげなくてはなりません。

そこで私は、自分の身体を〝神様が宿るもの〟と見立て、まるで神社のように扱うことを提唱しています。


日本人は、はるか昔から、万物《ばんぶつ》に神が宿ると信じてきました。

風も草木も、山も川も、朝日も月明かりも、みんな神様の宿るもの。

そして人も同じく、神様の〝分け御魂《みたま》〟を肉体に宿して、生まれてくると考えられています。

そう、人の〝身体（しんたい）〟は神様の宿る〝御神体（ごしんたい）〟なのです。


あらゆるものは、どんな気持ちで、どんな風に扱われるかにより、働きが変わります。


日本の神社仏閣が、なぜパワースポットたり得るのかといえば、長い歴史にわたって、人々がその場所に神様が宿っていると見立てて、〝尊《とうと》い場所〟として扱ってきたからです。

もし、人が神社仏閣を大切にしなくなって、祈りも忘れ、ただの観光地として扱い、鎮《ちん》守《じゅ》の森を平気で伐採《ばっさい》するようになったら、どうなるでしょうか？

きっと、ありがたい功徳《くどく》も、清々《すがすが》しい空気も、失われてしまうでしょう。

あなたの身体も、本当は神社と同じく、神様の宿る尊いものなのです。

まずは自分自身の身体を〝尊いもの〟として扱ってみてください。

すると、身体の内に眠る〝生命の根源〟に繋《つな》がり、秘めた力が目覚めてきます。

体質や姿形だけでなく、周囲に与える印象までもが、みるみるうちに変わるのです。

そしてこれは、誰でもカンタンに、お金もかけずに、今日からでも始められることです。

身体を無理に鍛えたり、何かを我慢する必要もありません。

たくさん出回っている健康法に翻弄《ほんろう》されて「どれが正しいんだろう？」と迷うこともなくなります。

健康法というと、世間に知られていないすごい裏技《うらわざ》があるように思われたり、「これさえやっていれば大丈夫」というわかりやすいノウハウが求められがちです。

けれど、人の身体は一人ひとり違いますし、日々、変化していくものですから、あらゆる先入観をとっぱらって、ちゃんと自分の身体の〝声なき声〟に耳を傾けることが大事なのです。

あなたの身体の中には、すでに人生の答えが眠っています。

内側に眠るその声なき声を表わす〝自己表現〟のひとつ。それが病気です。

なぜ、病気になってしまったのか。どうして、苦しいのか？

そこには、百人いれば百通りの原因があり、解決法があるものです。あなたの身体は、その病気により、〝何か〟を訴えているのです。そのメッセージを受け取り、生き方を見直したとき、たいていの病気はその役目を終えて、過ぎ去っていくものです。

注意すべきことは、自分自身を「病名」という枠に当てはめてしまわないこと。診断された病名をただ鵜呑《うの》みにして、マニュアルどおりに対処するだけでは、身体が何を訴えているのか、そのメッセージがくみとれなくなってしまうからです。

身体の声を聞きながら、自らを癒《い》やし、整える。

これができるようになれば、高価な整体院、治療院に行くより、高級エステに通うより、はるかに効果的に、元気で若々しく、美しく、疲れない身体を作ることができます。あなたの身体のコンディションを決めるのは、ほかでもない、あなた自身なのですから。

やるべきことは、極めてシンプル。

身体との向き合い方を変えて、本書でも取り上げた習慣やボディワークを、丁寧《ていねい》に実践していただくだけ。たったそれだけで、驚くような効果が出ます。

実際に、これまで実践された方からは、

・長年、苦しんでいた腰痛から20年ぶりに解放された。

・寝起きがよくなって、目覚めが格段によくなった。
・鬱《うつ》と診断されて、引きこもっていたけれど、元気に働けるようになった。
・肌にすごくハリがでて、目の下のクマがとれた。
・白髪が減って、髪の毛の量も増えた。
・ガマンできない生理痛の痛みがなくなった。
・冷え性が改善されて、虚弱体質が変わった。

など、驚きの声がたえません。全身のあらゆる悩みが次々に解消されていくのです。

さらに、「神体法」の最大の特徴は、あなたの本当の魅力、自分らしさ、美しさ、強さが発揮されていくことにあります。まわりの人たちに幸せを与えられる存在になっていくことができるのです。


あなたにも、心あたりはありませんか？

元気な人と一緒にいるだけで、自分まで心が晴れた。やる気が出た。優しくなれた。勇気をもらった。安らいだ。そんなご経験が。

身体を目覚めさせることは、周りの人の幸せにも繋がっていきます。

あなたには、神様から与えられた天性の魅力、未知なる才能が、必ず眠っているものです。

それは、鎧《よろい》のように外から身につけるものではなく、誰かと競争して勝ちとるものでもなく、身体にエネルギーが満ちると、内面からしぜんに表われてくるのです。

そこへ行き着くための答えは、すべて身体が教えてくれます。

まずは自分の身体を、神様の宿るものと見立てることから始めましょう。

そうすると、日頃の身のこなし一つひとつが変わります。そして、呼吸、食事、睡眠、運動、人間関係といった日常が整うと、人生全般が変わるのです。

身体からアプローチする方が、心を変えようとするより簡単ですし、変化がわかりやすい。そして、身体が快調になれば、気持ちも勝手に上がります。

自分の進歩を楽しみながら、どんどん良い循環《じゅんかん》に乗ることができるのです。


気がつけば、今までの人生で経験したことがないほど、若々しく、生き生きとした、新しいあなたが、そこにいるでしょう。

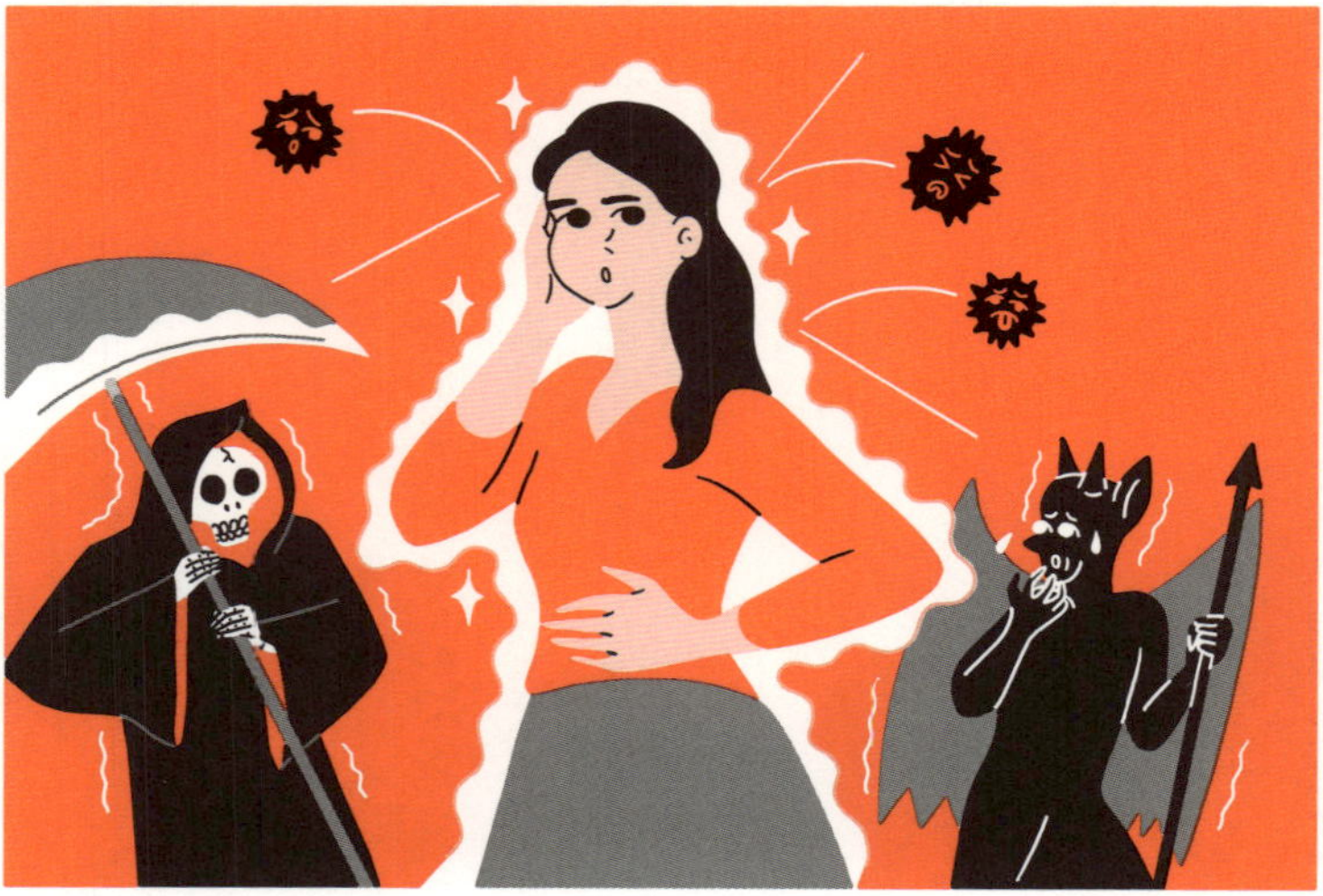

第1章

あなたの身体は神社である

身体の声を聞けば、新しい自分になれる

私は小さな頃から、根っからの野生児でした。野山を駆け回って、食べられる野草を探したり、川で泳いだり。テレビゲームより、クワガタを戦わせるほうが好きでした。画面上でプログラムに従って動くキャラクターより、予測不可能な個性を持つ野生の虫たちの方が、よっぽど私をワクワクさせてくれたのです。

人の身体にも興味があり、家族にマッサージをしてあげるのが日課になっていました。

思春期になると、やはり男子ですから、女子にキャーキャー言われたくて、サッカーやバスケを猛練習しました。でも一向に上達せず。

ところが修学旅行で「鮎《あゆ》のつかみ取り大会」をしたら、野生の勘《かん》というものでしょうか。学年でダントツの一位になりました。それでヒーローになれるかと思いきや、獣《けもの》のように鮎を追う私の姿に、女子たちはドン引きしていました。

ともあれ私は、自然の中で、あるがままに生きることが何よりの喜びだったのです。

そんな私に立ちふさがった最初の壁がありました。高校受験です。

「勉強すべき」、「いい学校に進むべき」、「模範的ないい子であるべき」といった、あるべき姿を強要されて、あるがままの自分でいられなくなったのです。

厳しい進学塾に入れられました。

毎日、夜遅くまで殺風景《さっぷうけい》な教室にかんづめ。それまでは母親の家庭料理を食べていたのに、塾の日はいつも添加物いっぱいのコンビニ弁当やカップラーメンを買って、一人でさみしく食べました。

ここまでして、受験ってせなアカンの？

偏差値の高い学校にいって、それで幸せになれんのかな……。

そう感じつつも、中学生の私は言葉にできず、そのレールを進むほかありませんでした。

けれど、身体は正直です。

塾に通いはじめたとたん、アトピーを発症。医者の診断は、原因不明。とはいえ、乱れた食生活と、受験のプレッシャーとが原因であることは明らかでした。

それからは、今まで経験したことのないような、地獄の日々です。

肌はただれて、かゆみで勉強も手につかず。夜も眠れない。友達からも悪口を言われ、そのストレスがさらに心を苦しめました。

生まれてこのかた、身体だけは丈夫だったはずなのに……。

結局、努力もむなしく、合格は果たせなかったのです。

すべり止めで受験した、中高一貫の男子校に高校から入りました。

これがまた次なる地獄の始まり。スパルタ式の進学校で、毎日夜遅くまでの補講と、宿題の山……。教師の気に障《さわ》ることがあれば、分厚い国語辞典の角で殴られました。

高校受験は私に、大きなトラウマを植えつけたのです。

それ以来、私は「受験」という言葉を聞くだけで、憂鬱《ゆううつ》な気持ちになっていました。

けれど、今度は大学受験がひかえています。時間は待ってくれません。

もちろん、大学は諦《あきら》めて就職する手もありました。

けれど、その選択をしなかったのにも、ある理由があったのです。

私は、男3人兄弟の末っ子に生まれました。2人の兄とは、かなり歳が離れていて、家族の中で私だけが子ども扱いされてきました。


10歳上の長男は、秀才タイプ。現役で早稲田《わせだ》大学に合格していました。

長男としての自覚からか、しっかり者でストイックな性格でしたが、それゆえ、弟の私に対する干渉もはげしく、兄の前では、私の主張は何一つ通りませんでした。

8歳上の次男は力自慢。小さな頃から、私は何度ケンカしても次男にはボコボコにされて、結局、私は兄たちのいいなりでした。

そんな自分が悔しくて、いつも情けなく思っていたのです。

そして、大学受験では自力で結果を出したい。親兄弟を見返したい。自信をつけたい。

これまでの努力をムダにしたくない。密かにそんな闘志を燃やしていました。

だから私は、世間的に「早稲田大学より上」と言われる大学を目指しました。そこで、私は「東大」を受けようと決心したのです。

ただ、私の身体はそんな競争を望んではいませんでした。

行き場のないストレスを、私は指の爪を噛《か》むことでしか、紛《まぎ》らわせることができなかったのです。

無意識のクセや動作にこそ、オモテに表われない本音が出るものです。

そのときの私はイライラしていて、その気がなくても、気がついたら爪を噛んでしまう。日に日に、指先はボロボロになって、たびたびノートに血が滲《にじ》むほどでした。

そんな折、私はクラスメイトから、おもしろい話を聞きます。

「おれ、とんでもない塾に出会ってしまった。あの先生のおかげで、受験の地獄から救われたわ」

いつもふざけ合ってばかりの友人が、そのときばかりはマジな顔で、そう言うのです。

なんでもその塾の先生は、

・一人ですべての科目を担当し、のべ数千人の受験生を有名大学に導いた。
・受験生時代、全科目で全国模試1位を獲得。偏差値100を越えた。
・E判定から難関大学に奇跡の逆転合格をした生徒も数知れず。
・受験勉強以外の、政治、経済、歴史、哲学、占い、恋愛、健康、料理と、あらゆる分野に精通している。
・料理はプロ顔負けの腕前で、一度食べた料亭やレストランの味を再現できる。
・遠方からも人生相談に訪ねてくる人が後を絶たない。
・九つの流派を極めた伝説の占い師であり稀代《きだい》の風水師だった。

とまぁ、にわかに信じがたい話ばかり。

そして、彼がもっとも熱弁したのは、塾長先生の奥様のこと。

その年齢を聞いても信じられないくらい若くて、かわいいそうで、「いや〜、いいなぁ。おれもあんな奥さんがほしいわ」と、柄《がら》にもないことを言うのです。

私は高校受験のトラウマから、ゼッタイ塾なんて行くもんか、と思っていました。

けれどその友人の話を聞き、その塾の秘密が知りたくなりました。

そして彼が通う「大学受験塾ミスターステップアップ」の入塾説明会に行くことにしました。

足を運んでみて、仰天《ぎょうてん》です。

そこには〝塾〟とは思えないような、アットホームで心地良い空間が広がっていました。

塾といえば、学習机がずらりと並んで、参考書が雑然と置かれて、冷たい蛍光灯が無機質に照らす空間ばかりイメージしていましたが、ここはまるで違います。

室内には、いたるところに間接照明があり、やわらかく温かい光に、緊張がほぐれていくのです。自然と呼吸も深くなっていく。

「なんか、森の中にいるみたいやな……」

ふとそんなことを口にしてしまうくらい、身体がゆるむ不思議な空間でした。

そして奥のリビングに進むと、そこに風のように現われたのが、北極老人《ほっきょくろうじん》でした。

私は、その悠々《ゆうゆう》とした出《い》で立ちをひと目見て、驚きました。

(すごい！　この人の歩き方、武術の達人みたいや……！)

こんなポイントで驚くのは私くらいかもしれません。でも、ある武道の本で、「歩く姿を見れば、その人がわかる」ということを読んだことがありました。北極老人は堂々として、足で地面をつかむようにして、それでいて軽々しくゆったりと足を運んでいく、虎のような身のこなしに見えたのです。

その姿に見とれているうちに、入塾説明が始まりました。

説明といっても、ただの説明ではありません。

北極老人の第一声に、私は驚きました。

「その指先は、受験のストレスが原因かい？」

爪を噛みすぎてボロボロなんて恥ずかしい。そう思って私は、人前では極力、指先を隠していたのです。なのに……、北極老人はそれを見逃さず、私が抱えてきた気持ち丸ごと、すべてお見通しでした。

（この人の前では、何も隠せない。いや、隠さなくていいんだ……。）

そこからは、口が勝手に動くように、なぜか言葉が溢《あふ》れてきました。

「先生……、僕、東大に行きたいんです！　でも、勉強が思うように進まず苦しくて……。どうしたらいいでしょうか？」

北極老人は、静かにこう話されました。

「なぜ、苦しいのかな？　本当に勉強が進まないことが苦しみの原因かい？　苦しみの原因を消したければ苦しみの原因の、そのまた原因を知ることだよ。つまり原因の原因だ。君の現在の苦しみの原因の原因は、小学校5、6年の頃の経験だと思うが？　その頃のことを、話してもらえないかい？」

「実は私は、小学校5、6年の頃に無理やり塾に通わされて苦しかったことを、なぜかその年に入ってから、よく思い出しては腹をたてていました。そんな昔のことを、今さらどうして……と思いつつも、そのことで親に文句を言ってたのです」

そのことを私は素直に伝えました。すると、北極老人はおっしゃいました。

「君の苦しみの原因の原因は、小学校5、6年の頃に受けた感情的抑圧だ。君にはきっと、お兄さんがいるだろう?」

「は、はい。二人の兄がいます。(すごい、なんでわかるんだ⁉)」

「優秀なお兄さんと比較され、中学合格という結果を求められたが、それが果たせなかった。高校受験でもお兄さんほどの結果が残せなかった。

いまだにその経験を、否定も超越もできずにいる。

だからいつしか〝お兄さん〟は、君の一部になった。

君の苦しみの原因は、立ちはだかる〝お兄さん〟の壁。

それを越えようとして目標を持つこと。

だと思われるが、それらは氷山の一角にすぎない。

本当の苦しみの原因はね、それが本音ではないからなんだ」

「本音ではない……」

「そう。君の本音ではなく、過去への復讐。だから、本気になれない。心と言葉と行動とが不一致で、本音を押し殺しているから、自分で自分を傷つけてしまう」

すべて図星《ずぼし》でした……。

けれど、その事実をどう受け止めていいのかわからず、私は興奮気味に言葉を返しました。

「でも先生、ただ本音のままに生きていたら、勉強もしなくなるし、認められなくなってしまうじゃないですか！　親からも、学校の教師からも、誰からも！」

北極老人は包み込むような空気で、こうおっしゃいました。

「まずは、過去と戦うのをやめることだ。

君は、親や、兄や、教師に、認められるために生まれてきたのかい？

その〝認められたい〟という気持ちは、今現在の君の本音かな？

それは過去の亡霊のようなものではないのかな？
そこに心を奪われてはいけない。
人の心も身体も、流れる川のようなものさ。
毎日、心も細胞も生まれ変わり死に変わりして、新しい自分が生まれている。
肌はおよそ1カ月で、骨ですら数年で、細胞がすべて入れ替わる。
自己破壊と、創造を絶えず繰り返している。
けれど君は、昨日の君と、今日の君が同じだと思っていないかい？
川は流れが滞《とどこお》ると、氾濫《はんらん》したり、淀《よど》んだ沼になる。
人も流れが滞ると、自分がわからなくなって、
他人を責めるか、自分を責める。
怒りの感情に振り回され、ますます本音から遠ざかる。
怒りの感情をバネにして、「今に見てろ！」「見返してやろう」とばかりに、
受験勉強に集中して、結果を出せる人もいるにはいるが、
君はそういうタイプではないのでは？」

「じゃあ、どうすれば……？」

「自分自身の身体に聞いてみるといい。

身体は答えを知っているから。

現にあなたの指先は、矛盾《むじゅん》した生き方に、悲鳴をあげているだろう？

そのボロボロになった指先がキレイになったとき、きっと答えが見えてくるよ。そのときに、もしも心の底から『東大に行きたい！』と君が願うなら、必ずや合格できるだろう」


その後も、これまで人生で抱えてきた疑問を北極老人に問いかけ、入塾説明はあっという間に終わりました。

私はすぐに入塾を決めました。

そして、あれだけ嫌だった勉強が、その日から楽しめるようになったのです。

のめり込むように毎日勉強しました。

1カ月くらい経った頃でしょうか。ふとペンを持つ手を見つめました。

そこには、キレイに治った私の指先がありました。

指先は心の表われ。たった1カ月で、私は住む世界が変わったのです。

気の流れを整えて、病を遠ざける

私は小さな頃から、マッサージが得意でした。

北極老人の塾に入ってからも、友人にマッサージを頼まれることがたびたびありました。

「そこそこ！　めっちゃ上手いなぁ〜」と言われるのが嬉《うれ》しくて、マッサージが日課になっていったのです。そうすると、少し相手の身体に触れると、だいたいどの部分が凝《こ》っているのかわかるようになり、「だいぶ腰に（負担が）きてるなぁ」とか、「首の筋肉がガチガチやで」なんて言いながら、ほぐしてあげていました。

ところが、そのときから、私の身体に、今まで感じたことのない、妙な違和感が現われるようになったのです。

「腰が痛い」と苦しんでいた人をマッサージしてあげると、相手はスッキリして帰っていくのですが、その直後に、私の腰に妙な違和感が現われたのです。

左肩が痛いという人をマッサージした後は、私の左肩が痛みはじめる……。

「何かがおかしい」

私は北極老人のもとへ、相談に行きました。

すると北極老人は、私の身体をぐるっと眺めて、こうおっしゃったのです。

「相手の〝邪気《じゃき》〟をもらってしまっているね」

なんのことか理解できていない私を見て、北極老人は続けました。

「邪気とは、気の矛盾状態。

人と人とは、常に〝気〟の交換を行なっているんだ。

〝気〟とは〝情報をもつエネルギー〟のこと。

身体のどこかが凝り固まったり、疲労しているとき、そこには悲しみ、怒り、不安、恐怖、嫉妬《しっと》、恨《うら》み、寂《さみ》しさといったネガティブな情報を含んだ〝気〟、つまり、邪気が溜《た》まっている。

誰かの身体をマッサージするたびに、自分の身体が痛くなってしまうのは、君が相手の邪気をもらい受けているからだろうね」

その言葉に私は、ショックを隠しきれませんでした。

だって、相手の身体を治してあげていたつもりが、相手の悪いものを吸収していたなんて……。

このままマッサージを引き受けていたら、いろんな人の邪気をもらって、自分の身体がおかしくなってしまうってことなのか!?

そんなことを考えていたら、ひとりの生徒がツラそうな顔をして、北極老人を訪ねてきました。

「先生、肩が痛すぎて勉強に集中できないんです。なんとかならないでしょうか……」

北極老人は、彼に近づいて言いました。

「ちょうど良かった。じゃあ、背中をこっちに向けて」

いったいどうするのだろうと思って見ていると、北極老人は、彼の背骨に手をあてて左右にゆっくり揺《ゆ》らしただけでした。

そして、肩をポンッと叩《たた》いて「どうかな?」と、彼に聞きました。

彼は目を丸くして「あれ? あんなに痛かったのに、治りました! これで勉強に集中できます。ありがとうございました!」と言って、晴れやかな顔で塾長室を出て行ったのです。

いやいや、驚いたのは、私のほうでした。わずか数十秒。ただ撫《な》でただけで、身体の痛みが消えるなんて。目の前で何が起こったのか、まったくわかりませんでした。

「先生! 今、何をしたんですか?」

「ああ、〝気〟の流れを整えたんだよ。

人の身体と、地球とは似ていて、お互いに相似象《フラクタル》の関係にある。

身体は地球の縮図になっているってこと。

例えば、川をイメージしてみるといい。


身体の一部が凝り固まると、気の流れが滞り、邪気が溜まる。

川も人工的に手を加えると、水の流れが滞り、汚泥《おでい》が溜まる。


地球環境が汚染される構図と、身体が病気に侵《おか》される構図は、同じなのだよ。

身体も、川も、ちゃんと全体が循環していれば、微生物、バクテリアが邪気や汚泥を分解してくれる。

ところが人は、ダムや防波堤を建て、力づくで自然を押さえ込もうとする。

すると、ゴミはまだ別の場所に溜まる。どれだけやってもキリがない。

しまいには、まるで自然からの報復であるかのような、大きな災害に見舞われる。

いわばそれは、人類へのメッセージであり、宣告だ。

力に頼ると、得した分だけ必ず反動がくる。

それは、人の身体も同じ。

本来、マッサージには、力もテクニックもいらない。

力づくでコリをほぐすと、相手の邪気をもらい、自分の身体を悪くしかねない。痛みや疲れを取るのではなく、全身の気の流れを整えてあげれば、あとは、自然治癒力が、勝手に治してくれるんだよ」

「すごい、僕もできるようになりたいです！　どうすれば、そんな技が使えるようになるんですか？」

「人を癒したい、認められたい、という自意識を捨てることだね。整体やマッサージの施術に充実感、自己満足といったような行為の果実を求めているうちは、ただ純粋に『良くなってほしい』、『楽になってほしい』と、相手を慈《いつく》しむ気持ちから遠ざかってしまう。すると、力に頼ってしまい、等価交換の原理で、相手の痛みが減った分だけ、こっちが邪気をもらい受けてしまう」

私はその言葉に正直ドキッとしました。ついさっきまで、友人にマッサージの腕を褒《ほ》められて、つい嬉しさに頬《ほお》を盛り上げていた自分がいたからです。

小さい頃からマッサージをやってきて、「ありがとう、すごく楽になったよ」、「上手だね」、「おかげさまで治ったよ」と言われてきて、少なからず、それに満足していました。そんな小さな自分が、なんだか急に恥ずかしく思えてきました。

目の前で、次元の違うマッサージが繰り広げられた今、自分が積み重ねてきた価値観が、音をたてて崩れていったのです。

マッサージ師や整体師に限らず、人を癒す職業の方で、身も心もボロボロになって、苦しんでおられる方はたくさんいらっしゃいます。

一概には言えませんが、医師やカウンセラーに鬱《うつ》病が多いのも、占い師に不運な人が多いのも、がんの専門家が、がんで亡くなるのも、看護師にヘビースモーカーが多いのも、癒した分だけ、等価交換で邪気を受けてしまうという罠にかかってしまっているからです。しかも残念なことに、患者さんの為を思って、善意で尽くす心優しい人ほど、たくさん邪気を受けやすいのです。

ですから、本当の意味で人助けをしようと思えば、〝邪気払い〟を習慣化して、自分自身をいつもクリーンな状態に保つ努力が欠かせません。

そして、力づくで治そうとせず、自分の力ではなく、相手の自然治癒力を引き出してあげる意識が大切なのです。

私は北極老人の施術を見て、目指すべきゴールが見えてきました。

そして受験生でありながら、この日から、北極老人を心の師と仰《あお》ぐようになったのです。

あの夜の興奮は、今なお忘れません。まるで檻《おり》から放たれた動物が、遥《はる》かな地平を目の前にしたような、そんな喜びに満ちていました。

なぜ、病気は作られていくのか？

「私は誰からも愛されない」という思い込みは、人の身体を弱くします。

なぜなら、その思いを拡大すると、「私なんて、生きる価値がない」という、生命そのものを否定する考えに行き着いてしまうからです。

「私は、愛されている」と、心の底から感じたとき、
「私は、生きてていいんだ」と、自分で自分を許せたとき、
生命力のスイッチが入り、人の身体は輝きを取り戻すのです。

そのことを実感した、あるエピソードがあります。

私と同時期にミスターステップアップで受験勉強をしていた、U君の話です。
U君は親から医学部を目指せと強要されていました。
その束縛ぶりたるや異常さを感じるほどで、彼は家にいる間のスケジュールもすべて親に決められており、トイレに行く時間すら管理されていました。

「親に黙ってトイレに行くと罰を受けるんだよ」と、苦笑しながら話すU君からは、言いようのない寂《さみ》しさを感じたものです。

そんな彼は友達が全くいなかったのですが、私と北極老人にだけは心を開いて喋《しゃべ》ってくれていました。


ある日、U君が、蜂《はち》に刺されて、足を水風船のようにパンパンに腫《は》らして来たことがありました。U君は、それを北極老人に相談しに行くと言うのです。

いやいや、いくら先生がなんでも詳しいとはいえ、それは病院に行ったほうがいいだろうというレベルでしたが、彼はおかまいなしに塾長室へ向かいました。

痛がるU君の様子を見た北極老人は、こう言いました。


「そうか、実はね、ちょうど良い薬があるから、塗ってあげよう」

「先生のことだから、すごい秘薬があるのかも……」なんて思っていると、北極老人は、どこからともなく白いクリームを持ってきて、U君の足に塗り、しばらく患部のまわりを優しくさすってあげたのです。すると、U君は、「あぁ、なんか痛みが引いていきます」と、みるみるうちに落ち着いた表情になっていきました。

そんなまさか、と私は思いましたが、塗って数時間後には、あれだけ腫れていた足が、すっかり治っていたのです。
U君が帰った後、私は北極老人にその秘薬の正体を尋《たず》ねました。
すると、驚きの答えが返ってきました。

「あれはね。ただの保湿クリームだよ」

蜂に刺された足が、保湿クリームで治るなんて、聞いたことありません。
「えっ！　保湿クリームって虫刺されにも効《き》くんですか⁉」と、私は興奮気味に質問しました。

「いや、そうじゃなくてね。要は、あれは塗れたらなんでも良かったんだよね」

あんなに腫れていたのに、なんでも良かったってどういうこと？
私は理解できず、理由《わけ》を聞きました。すると、北極老人はこう続けました。

「確かに、あの腫れは、虫に刺された事が直接的な原因だろう。しかし、あの異常な痛がり方は、別の原因があるんだよ。私には、渇愛《かつあい》に見えた。彼の愛情欲求が悲鳴をあげているように見えたってことだ。だから、優しくさすってあげたんだ。『あぁ、僕は愛されている』と、感じてもらえれば、それで良かった。腫れよりも、心を癒すことが必要だったんだよ」

衝撃でした。まさに心と身体が繋がっている。なんとなくは感じて知っていたけれど、目の前で見せられたのは、はじめてだったのです。

後に私も、多くの人の健康相談に乗るようになりましたが、心が病気を作ることを実感することはたびたびあります。表に出せずに抱えている思いを、病気という身体の反応によって〝自己表現〟しているのです。

その中でも、多いのがやはりU君の例と同じく、「愛情欲求」です。

つまり、人の潜在意識にある、「もっと愛されたい」、「かまってほしい」、「注目されたい」、「心配されたい」といった思いを、病気になるという手段によって実現しようとしているのです。これを、インナー・チャイルドと呼ぶ人もいます。

子どもがしょっちゅう風邪《かぜ》をひいたり、ケガをしたり、また原因不明のアレルギー症状が出るとき、愛情欲求によってそれが引き起こされているケースも多くあります。そういった場合、適切な治療はもちろん必要ですが、何より特効薬になるのは、親の愛情です。

昔から、病人を介抱することを〝手当て〟といいますが、ただ愛情を込めて撫でてあげるだけでもいいのです。温かい眼差《まなざ》しで、見守ってあげるだけでもいいのです。愛情に満たされただけで、長年悩まされていた原因不明の病が、去っていくこともあります。

そして何より大切なのは、その愛を、常日頃から与えてあげること。

子どもの存在を、無条件に認めてあげることです。

身体を壊《こわ》したときだけ心配する、ではむしろ逆効果になりかねません。相手の中に「身体を壊しさえすれば、みんな優しくしてくれるんだ」という間違った認識がインプットされてしまうからです。

すると、無意識のうちに〝自作自演〟で病気を作ってしまうようになります。

病気になったお陰で、嫌な学校や仕事を休める、いたわってもらえる、優しくされる、注目される。

そのような〝弱者の利得〟を味わうのがクセになると、病気を手放せなくなり、本来は治るべき病気が長引いてしまうこともあるのです。

それは本人にとっても、周りにとっても、不幸なことでしょう。

ですから、より強い身体になるためには、「私は愛されている」という理屈を越えた自信、根拠のない確信を養うことが欠かせません。これは子どもに限らず、大人にも言えます。

「私は愛されている」と確信するだけで、病気にもかかりにくくなるのです。

「愛されたい」というのは、誰にでもある自然な欲求ですし、生きていくためには不可欠なもの。

ですから、「愛されたい」という欲求そのものを否定するつもりはありません。

けれど、他人に愛を求める前に、まずやるべきことがあります。

それは、自分で自分のことを最大限、愛してあげることです。

多くの人は、自分の身体を、大事にできていないのです。


人の身体は、1年のうちにほぼすべての細胞が入れ替わり、物質的には〝別もの〟に生まれ変わります。

それなのに長年、同じ病気に苦しめられてしまう人がいるのは、「私は病気だ」という意識が、病気をつなぎ留めていることが原因だと私は思っています。

その病を癒すために必要なのは、「私は治っていいんだ」と、自分で自分を許すこと。「私は生きてる価値があるんだ」と、自分の存在を認めてあげることなのです。

そのための方法は、たくさんあります。


例えば、自分で自分を抱きしめるように、両手でハグする。

そして、「私は愛されています。私は、私を許します」と身体に語りかける。

これを〝セルフハグ〟と言います。

ぜひ今から、本書を少しわきに置いて、30秒くらいやってみてください。

どうでしょうか？

これだけで、なんだか心地良く、温かい気持ちになりませんか？

他にも、お風呂に入りながら、自分の身体を優しくマッサージして、「おつかれさま。今日も一日、ありがとう」と話しかけるのもいいでしょう。

自分の身体を、まずは自分が愛してあげてください。

すると、「私は貴《とうと》い存在なんだ」と無意識にインプットされて、愛情欲求が満たされていくのです。

身体を目覚めさせるスイッチを押せるのは、あなた自身なのです。

ゆるみたくてもゆるめない現代人の身体

私は、大学生の頃、整体師としても活動する中で、あることに驚きました。

それは、**「マッサージをよく利用する人には、意外にも、鬱《うつ》の人が多い」**ということです。

さらに、もう一つ驚いたのは、鬱傾向の人の身体に触れると、まるで運動場に置いてあるタイヤのように無機質で、生き物を触《さわ》っている感覚がしないのです。

通常、筋肉というのは、触られると無意識のリアクションがあります。

ところが、鬱傾向の人は、それが一切なくなるのです。

私は、北極老人から教わった方法をもとに、時間をかけて、その人たちの筋肉をゆるめていきました。そうするうちに、今まで無生物のようだった筋肉が、徐々に反応し始めるようになっていったのです。すると、みなさん口を揃えて、「身体がほぐれてきたら、なんだか気持ちも軽くなってきました」と言ってくださいました。

私はそれまで、鬱は精神疾患《しっかん》だと思っていました。しかし、マッサージによって鬱が治っていく人たちを見て、それは身体から治すことができるものだと知りました。裏を返せば、鬱になるのは精神的な要因だけではなく、日常での身体の使い方が大きく影響しているということなのです。

かつて北極老人が「今や、日本は1億総〝鬱〟予備軍のようだね」とおっしゃっていたことがありました。

そのときは「先生、そんなワケないやん！」と、笑い飛ばすのみでした。けれど、人の身体の相談に乗るにつれ、それがどんどんリアリティーを持って感じられるようになってきたのです。

事実、忙しい現代を生きる人の多くは「ゆるみたくても、ゆるめない身体」になりつつあります。自然とのふれあいが極めて少ない都会にいると、たとえ自覚はなくても、身体は常に無意識のストレスを受けています。

だから、ちゃんと休んでいるつもりでも、本当の意味でゆるむことができていないのです。

それでも、目の前の現実に飲まれて、ごまかしごまかし、やり過ごしている人が多いように思います。

もともと身体というのは、ある程度、無理が利《き》くようになっていますから、「今は無理してでも、仕事をしないといけない！」といった局面では、多少の負担には耐えられます。

よく試合中のスポーツ選手が、骨折していたのに気付かず、そのまま試合を続行していた（終わってから激痛が走った）なんてエピソードがありますが、これもそのときは全力を発揮するために、あえて身体を〝鈍感〟にしているからです。

しかし、それはあくまで一時的なもので、ずっと続くと、身体が持ちません。

だから、人の無意識はなんとかして「ゆるもう、力を抜こう」とします。

その手段は様々ですが、例えば、風邪《かぜ》をひいたり、アレルギー症状で咳《せき》やくしゃみが止まらなくなったり、猛烈に眠くなったり、下痢《げり》をしたりします。

イメージしていただくとおわかりの通り、こういった症状が出ると、いやがおうでも身体は力が抜けますよね。

つまり、これらは単なる体調不良ではなく、「最近ムリし過ぎなんで、そろそろ身体を休めてもらえませんか？」という身体からのサインなのです。

しかし、そのサインすらも無視して、症状だけを薬で抑えたり、ずっと身体に負担をかける生活を続けていると、身体は「言っても聞いてくれないし、言わないほうがいいのかな……」と、だんだん反応が鈍《にぶ》くなっていくのです。

そして、完全に鈍くなった身体は、「限界ギリギリ」になるまで、警告を出さないようになります。

これがいかに恐ろしいことか。

車で例えるとわかりやすいでしょう。

車はガソリンがなくなってきたら、給油ランプで知らせてくれますよね。身体が鈍くなっていくということは、ガソリンメーターが一切表示されない状態で、高速道路を時速100㎞で走り続けるようなものなのです。車は、ガソリンがある限り100㎞で走り続けます。運転者は、突然ガソリンが切れるその瞬間まで、ガソリンが切れかけていることに全く気づかないのです。そして、気づいたときには、大事故を起こしている……、というワケです。

これまで私は、あまり病気もせず、いたって元気そうに働いていたのに、ある日、急に倒れてしまう、という人を何人も見てきました。「あれだけ元気だった人が、どうして突然?」と、まわりからは疑問に思われていましたが、答えは明白です。

もともと元気だったのではなく、身体が鈍感になって、身体の声が聞こえなくなっていただけなのです。

そして、固くなった身体は、思いのほかダメージに弱い。

もしも、高層ビルがガチガチに固められたコンクリートのかたまりだったら、大地震がきたときひとたまりもないでしょう。

逆に、地震に強い建物には、ほどよい〝あそび〟があります。

その代表格が、世界最古の木造建築として有名な「法隆寺《ほうりゅうじ》」。

なぜ、1300年以上が経った今も、法隆寺は現存しているのでしょうか？

　実は、法隆寺の構造に秘密があります。塔の真ん中には、各階とは切り離された一本の柱が通っています。そのため、地震があっても、各階が互い違いに揺れて、振動を吸収する構造になっているのです。

　この建築技術は、東京スカイツリーなど、最先端の高層建築にも採用されているそうです。


　そして、この法隆寺の構造は、まさにゆるんだ身体の構造にそっくり。

　中心に背骨が通っていて、その周囲の骨格を、無数の筋肉と関節が支えている、という状態です。

　この〝ゆるんだ身体〟を会得《えとく》することが、実はすごく大切なのです。

　私が開催するボディワークの会でも、〝筋

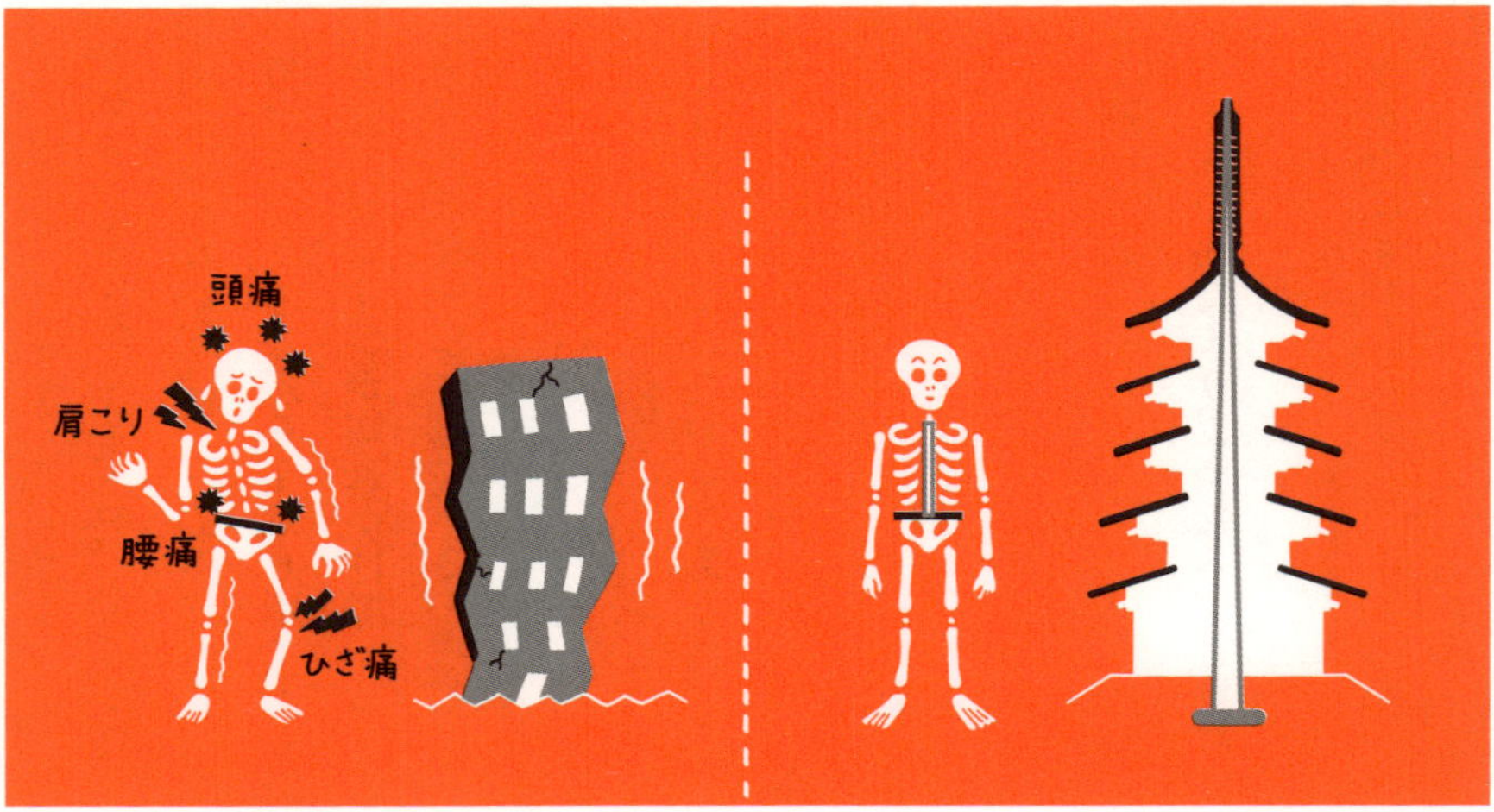

肉の力を使わずに立つ〟というワークを必ず行ないます。

これが、簡単なようで意外に難しい。本人としては、ただ真っすぐに立っているつもりでも、身体がどこか傾いていたり、固まったりしていて、脱力しきれていないのです。

つまりそれは、ただ立っているだけなのに、ムダな力を常に使い続けているということ。それが疲労となって蓄積していくのです。

合気道をはじめとする武道でも、脱力することに重きを置きます。

無駄な力を入れないことで、いざ必要なタイミングで、最大級の力を爆発させることができるのです。

「固める」、「ゆるめていく」の二つの方向をうまく使い分けられるようになれば、今まで眠っていた能力が発揮できるようになります。そして、体調を大きく崩してしまう前に、必ず身体がサインを発してくれるようになります。

自動調整が働いて、いつも健全な身体をキープできるようになるのです。

60歳で現役の助産師をされているある女性は、この身体の使い方を覚えることで、「この年齢で、体力が上がった、と思う経験ができるなんて信じられません」とおっしゃっていました。中には「ずっと虚弱だと思っていたのに、周りの人がビックリするくらい疲れ知らずになって、私の身体ってこんなに丈夫だったんだ⁉」とおっしゃる方も。

まず、あなたに意識していただきたいのは、**「固める」、「ゆるむ」――この二つの方向**

性をいつも頭の片隅に置いておくこと。

そして、一日の中でも、こまめに自分の状態を感じてみて、「あ、今はこっち（ゆるむ・固める）に偏《かたよ》ってるな」と、セルフチェックするクセをつけることです。

身体が固まってきたな……と感じたときに効果的なのが、第3章で紹介するボディーワークです。

これらを活用することで、意識的に身体をゆるめ、セルフケアすることができます。

ポイントは、痛みや疲れが表面化する前に、先手を打って身体をゆるめること。

人は生まれたての赤ん坊のとき、最もゆるんでいます。

それから大人になるにつれ、身体が固くなっていきます。

そして亡くなるときに、完全に硬直するのです。

身体をゆるませるということは、何も縛《しば》られていなかった、あの頃の感覚に戻るということを意味しています。

なぜ、野生動物は病気にならないのか？

なぜ、野生動物は病気にならないのか？

最近は環境汚染により、病気にかかる動物が増えましたが、それも一部だけ。

人間のように、大勢が不健康に苦しむことはないのです。

実際に、肥満のチーターとか、眼精《がんせい》疲労のカバとか、鬱病のキリンなどを、自然界で見つけることはできません。健康なまま寿命の限り生きるのです。


「いいなぁ。私もあんな風に生きたい……」


自由に生きる動物たちを見て、私はずっとそう思って生きていました。

動物たちは、なぜ人間よりも健康体でいられるのでしょうか？

それは大自然に満ちる〝気〟を生活の中に取り込み、それを循環させるような身のこなし、生活スタイルを、誰に教わるでもなく実践しているからです。

獲物《えもの》を狙う姿勢や、う〜んと身体を伸ばす姿勢など、動物たちの動きにはすべて意味があります。日常の動作の中で〝気〟を巡《めぐ》らせているから、あれだけ動き回っても、人のように肩が凝ったり、腰痛に悩んだりしなくてすむのです。

人間にとっても、動物のように自然に従って生きることが最上の健康法です。

しかし今の社会では、「自然でありたい」、「あるがままに生きていきたい」と願っても、なかなかそうはいかないのが現実でしょう。

私は整体を本格的にやり始めた頃、多くの方の身体に触れ、「なぜ身体を酷使して固めてしまうのだろう」、「なぜこれほどまで鬱になる人が多いのだろう」と思い、探求し続けていました。

そこで出た結論は、鬱は〝社会が作っている〟ということです。

私たちの脳は、「古い脳（大脳辺縁《へんえん》系）」と「新しい脳（大脳新皮質）」の二つに分かれています。

古い脳は、本能や感情に従って行動する、より動物的な脳。

新しい脳は、理性的、論理的に物事を判断する、人間的な脳です。

現代社会は、都市も、携帯電話も、パソコンも、インターネットも、すべて新しい脳で作られたものです。今の私たちは、当たり前のようにそういったものに囲まれて暮らしていますが、それらは古い脳にとってはストレス以外の何物でもありません。

動物的な脳がストレスを受け過ぎてしまうと、生命力が萎《な》えていきます。

なぜなら、心臓を動かしたり、呼吸したり、食べたり消化したり、ホルモンバランスを整えたり、免疫システムを働かせたり、生きていくために必要な機能を動かしているのは、古い脳の方だからです。

だから現代人は、豊かな生活をしているはずなのに、どこか生命力がない人が多い。

若さも、元気も、気力もない。そして、すぐに病気にかかってしまうのです。

病気は「気が病む」と書きますが、〝気〟の不足は万病のもと。

医学が日々進歩しているにもかかわらず、人類がアレルギー、アトピー、精神疾患、新種のウイルスなど、新たな脅威に襲われ続けている根本的理由は、ここにあります。

鬱が増え続けている今、明らかに人は自然に還《かえ》りたがっています。

けれど、古代人のような暮らしぶりに戻ることはできません。

だからこそ、まずは、自分の身体が望むライフスタイルに変えてみることが大切なのです。

意識的に自然に触れて、その息吹を全身で感じる。

身体を毒する不自然な食べ物、衣類、日用品をできる限り遠ざける。

そして、不自由な人間関係に縛られず、飾らない、ありのままの自分で生きることです。

なぜ、老化が起こるのか？

かつての私は〝若さ〟とか〝永遠の命〟なんて、ただの迷信だと思っていました。


人は今も昔も、〝若返り〟や〝不老長寿〟を求めます。

中学生くらいから人の身体に興味を持ち、勉強し続けていた私は、古今東西の健康法には、必ずといっていいほど、〝若返り〟や〝不老長寿〟の秘法が伝えられていることを知っていました。

けれど、どれも眉唾《まゆつば》ものにしか感じられませんでした。

しかし、ある日を境に、その考えが覆《くつがえ》ったのです。

それは、北極老人の奥様に出会ったときからでした。

友人から、塾長には若くてかわいい奥様がいる、とは聞いていましたが、初対面ですぐに「あぁ、この人のことか！」とピンときました。

少女のような天真爛漫《てんしんらんまん》さがあって、底抜けに明るく、ピュアな感じ。それでいて、まるで神話の世界からそのまま現れたような、凛《りん》とした雰囲気をまとった、不思議な女性でした。

当時、あまり空気読めずだった私は、塾を掃除している塾長に尋ねました。

「先生、えらい若い奥さんですね！　歳はおいくつなんですか？　正直、僕らと同い年くらいに見えますけど」

塾長は手を止めて、私の不躾《ぶしつけ》な質問に穏《おだ》やかに答えてくださいました。

「彼女の年齢かい？　ああ、僕のひとつ、年下だよ」

「ええっ！　うそぉ!?（ひとつ年下ってことは……）」

予想外の返答に、私は混乱しました。

だって、私と同い年くらいに見えたその奥様は、自分の母親くらいの年齢だったのですから。

驚いたなんてもんじゃありません。

「どうやったら、そんなに若くいられるんですか？」

興奮ぎみに唾《つば》を飛ばす私に、北極老人は淡々《たんたん》と答えました。

「彼女は不思議なことに、年々若々しくなっていくんだよ」

ますます意味がわかりません。でも、先生のことだから絶対に何か秘密があるに違いないと思い、私は食い下がりました。

「先生は、古今東西の健康法を勉強されてきたんですよね？　何か、特別な美容法とかがあるんですか？」

「ああ、たしかに私は若いころ、いろいろな秘法を身につけたよ。永遠の命が約束される賢者の石、万病を癒やす霊薬《エリクサー》を精製する錬金術。不老不死の仙人になれる霊薬をつくる錬丹《れんたん》術。月読命《つくよみのみこと》より授かった不老長寿の変若水《おちみず》の作成までね。だけど、妻には話したことも、試したこともないよ」

「なんで！　普通なら、まず奥さんにやってみようと思いますよね？」

先生は、しみじみと、おっしゃいました。

「そういった秘術を使わなくても、彼女は十分に幸せだからさ。

本当に幸せになったら、秘法なんていらない。若返りの法も必要ない。

女性は、本当に幸せになれば、しぜんに、キレイになるものなのだよ」

この言葉を聞いて、わかったのです。なぜ、奥様をはじめ、先生の周りにいる女性が、みな若々しくて、魅力的なのかを。幸せになれば、しぜんにキレイになる。それは美容整形のような美しさではなく、尽きることのない若さの泉と繋がる方法のようでした。でも私が知りたかったのは、どうしたらそうなれるのか、でした。

「それって、誰にでもできることなんですか？」

私はなんとしても秘密を聞き出そうと、咄嗟《とっさ》に質問を投げかけました。

「そもそも人体には、多くの謎が残されている。

そのうち一つが、老化のメカニズムだ。

テロメアというＤＮＡ領域が寿命を決めるという説。

鉄が錆《さ》びたり焦げたりするように、酸化や糖化が原因で細胞死《アポトーシス》が起こるという説。

ほかにも諸説あるが、結局のところわからない、というのが現代科学の限界。ただ、一つ言えることは、人が〝老化する〟というプログラムは身体の中に存在しない、ってことなんだ」

「え……、でも、歳をとったら筋肉も衰えるし、シワはできるし、中にはボケてしまう人もいて、みんな老けていくじゃないですか」

「もちろん、若い頃と同じようには生きられない。
スポーツ選手のような激しい動きは、できなくなるよね。
その代わり、歳を重ねるほど進化し続ける能力もあるんだ。若返ることもできる。
人の身体は本来、およそ100歳まで健康体で生きられるようにできているからね。
そこまで長寿を全《まっと》うした人は、生への執着も消え、たいてい苦しまずに天に召《め》される。
ところが現実は、年齢以上に老衰してしまう人が多い。
その最大の要因は、人の意識が歳をとるからなんだ」

北極老人いわく、理屈のうえでは、筋肉も、脳も、肌も、内臓も、細胞が分裂して入れ替われば、ずっと若々しくいられるのだと。

にわかに信じがたい話でしたが、それを体現している北極老人とその奥様が、いま、目の前にいるのです。もはや、疑う余地はありませんでした。

私はさらに問いました。

「老けていく人と、ずっと若くいられる人、その違いはなんですか？」

いよいよ核心に迫る質問でした。

「それは、身体に〝役割〟を与えているか、いないか、の違いだ。例えば、90歳になっても、現役で寿司を握り続ける三ツ星のシェフがいる。未《いま》だに健脚で、その手さばきは、若い職人とも比較にならないほど繊細。それは、手に〝世界一の寿司を握る〟という役割をもたせているから。ゆえに、衰えない。

晩年まで元気に農作業を続けるお百姓さんも決して珍しくない。顔には特に役割をもたせていないから、しわくちゃになるかもしれないね。けれど肉体には、野菜を育てる役割を与えられている。だから、老けないし、ボケもしない。

アイドルや女優も同じだよ。芸能界に入ってからのほうが、むしろ若返ったり、洗練された雰囲気になったりする人が多いのは、顔やスタイルといった容姿に役割を与えているから。

顔にも、肌にも、筋肉にも、肺にも、腸にも、心臓にも、身体の各部位に役割を与えて、寝ても覚めても、その意識を切らさない。そうすると、老化は迫《せま》ってこなくなるのだよ」

その話を聞いて、私は定年を迎えた親戚のおじさん達の顔が思い浮かびました。どの人も、退職して役割を失ったとたん、急激に老け込んでしまっていたからです。

また、仕事をリタイヤし、悠々自適《じてき》な生活を手に入れた億万長者が夢や目標を失った瞬間から、驚くほど短命になる、という話も聞いたことがありました。

身体が「役割を終えた」と勘違いして、生命のスイッチがオフになってしまうのでしょう。

私は、まだまだ話を聞きたい気持ちを胸に納めて、勉強机に戻った日のことを、今でも鮮明に覚えています。

鉛筆を持つ指先に、数式を眺める眼球に、正解を探す脳細胞に、一つひとつの役割を感じながら勉強する私がそこにいました。

すると、まるで今まで眠っていた細胞が蘇《よみがえ》ったかのように、頭が冴《さ》えてきました。

役割を与えられるから、本領を発揮できる。

それは人も、身体の細胞も、同じなのだと知りました。

身体は自らを治すスイッチを持っている

自分の身体と向き合うということは、自分の本心と向き合うということです。

私はミスターステップアップを卒塾後、大学に進学し、一人暮らしをはじめました。大学生ですから、自由な時間がたっぷりできました。そこで私は、自分の道を模索しはじめたのです。合気道部では主将を務めたり、オリジナルのリメイクジーンズを販売したり、趣味のカメラを片手に海外旅行に行ったり、オペラや演劇の舞台を経験したり。

けれど、いろんなことに手を出すほど、自分の将来は、どこへ向かうのか？　その方向性に悩むことが増えました。

そんな時期に、ある事件が起こります。

中学生の頃から患《わずら》っていたアトピーが、急に再発したのです。

アトピーは、毒素が身体の中に溜まりすぎた結果、それが溢れて出てくるときに起こる現象です。

これは本人にとってはツライものではありますが、一概に悪いものと決めつけるべきものでもありません。

毒素が体内に溜まるというのは、借金をためているようなものだからです。そして、借金を返すには、二通りの方法しかありません。「一括返済」か、「分割返済」です。

毒素が溜まっていても、ケロっとしている人というのは、一括返済タイプ。
普段は元気なように見えるけれど、突然、大きな病気を患ったりします。

一方、病弱体質の人は、分割返済タイプ。何かあるたびに体調を崩します。

しかし、意外とそういった人のほうが、最終的には長生きするのです。

つまりアレルギーは、分割返済を常にしているようなもので、そういった意味では、決して悪いものではないのです。

けれど当時、なんの知識もなかった私は、病院で処方されていたステロイドを塗り続け、その返済をずっと先延ばしにしていました。

高校を卒業する頃までは、薬の効果である程度、発症は抑えられていたのです。

ところが歳《とし》を重ねるにつれ、だんだん効《き》き目が弱くなっていきました。

アトピーを薬で抑えるというのは、溢れ出しそうな水を、ダムを作って漏《も》れないように防いでいるのと同じことです。最初はそれで良くても、やがてダムは満水になり、最終的には毒素が溢れ出します。そうなると、もう薬は効きません。

大学生になった頃には、もう薬さえも効かなくなりつつありました。

「このままではダメだ……」

私は意を決して、ステロイドをやめることにしました。それは長年、濁流を溜め続けたダムが決壊することを意味していました。

案《あん》の定《じょう》、やめたとたんに、アトピーの症状が一気に全身に広がってしまったのです。

身体中の皮膚が鱗《うろこ》のようにひび割れ、ボロボロはがれ、布団は粉まみれ。身体からは変な汁が止めどなく流れてきて、服に染み込んでしまうほどで、Tシャツを2枚着ないと過ごせませんでした。

寝返りをうてば皮膚にひびが入って、風が吹くだけでも痛みが走る……。もう限界でした。

もし、あのとき、「1000万円出したら治してあげる」と言われていたら、借金してでも払っていたでしょう。

何か役立つ情報はないかと、毎日ネットサーフィンしていました。アトピーを克服した人の体験談を見たり、治療院を探したり。

そんなある日、目にとまったのが、アトピーで悩む人の集まる掲示板でした。

自分と同じくアトピーで悩む人が集まる場所。読めば気がラクになるかもしれないと、軽い気持ちで読み始めたのです。でも、私の思惑《おもわく》は外れました。

掲示板を埋め尽くす、嫉妬や恨《うら》みつらみ。「アトピーのせいで、○○できない」という声もたくさん投稿されていました。けれど、その大半が、自分の不幸の原因をアトピーのせいにして、人生に言い訳をしていたり、向き合うべき課題から逃げているように感じてしまったのです。

正直、大半が読んでいて気持ちのいいものではありませんでした。

けれど、それは決して他人事《ひとごと》ではなく、まるで私の心を鏡に映して、目の前に突きつけられたような感覚だったのです。何を隠そう、自分の中にも、さまざまな卑屈な感情が渦巻いていたからです。

「どうしてオレだけ、こんなに苦しまないといけないんだよ。いいよなぁ、アトピーじゃない人は。オレなんてずっと苦しみ続けているのに……」

アトピーを憎んで、人を羨《うらや》ましがっていた、当時の私。

その本性が白日《はくじつ》のもとに晒《さら》された気分でした。

「こんな自分……イヤだ。もっと自分の心も、身体も、見つめなくちゃいけない」

私はそのとき、まず自分の意識を変えようと決意したのです。

実は私はアトピーが酷《ひど》くなってから、鏡に映る自分の姿を、まともに見れずにいました。けれど、鏡の前に立ってみると、あることに気づきます。

それは、手首から先と、顔から上は、アトピーの症状が一切出ていないこと。

つまり、服を着ていたら、私がアトピーだということはあまり気づかれないのです。

「こんな姿、誰にも見せたくない。悩んでるって、知られるのも嫌だ」

そんな私の気持ちが、ギリギリのところでアトピーを抑えているような気がしました。

そうでなければ、明らかに不自然な発症の仕方だったのです。

私は、その日から、全身を鏡に映して、じっと観察するようにしました。

アトピーを敵視せず、ありのままの自分を、素直に見つめようと思ったのです。

部屋の中では、ほとんど裸で生活。毎日1時間くらいは見ていたでしょうか。

すると、たったそれだけで、なんとアトピーの3割が治ってしまったのです。

これには、驚きました。

「アトピーは敵じゃなかった。身体は絶対に自分に悪さなんかしない。何かを教えようとしてくれているんだ」

そう信じて、私はひたすら自分自身を観察するようにしました。

身体の声を聞いて、対話し続けたのです。

毎日、つぶさに身体を見ていくと、今まで見過ごしていた小さな変化に気がつくようになりました。今日の症状と、昨日の症状は、同じように見えて、微妙に違うのです。

変化を感じるたびに、その原因を考えるようにしました。

そして「アトピーに良い」というものは、あらかた試して、その後の変化を観察したのです。

まず実感したのは、**身体に〝余計《よけい》なもの〟が入ったら、身体はそれを外に出そうとする**ということでした。

かつての私は、アトピーの症状だけを見て、その存在を憎んでいました。

でも、それは体内に〝余計なもの〟を溜めないための防衛機能であり、とてもありがたい働きだったのです。

添加物の入ったものを食べたら、即座に反応がでました。

だから、できるだけいい食材や調味料を集めて、自炊《じすい》するようにしました。

またどういうわけか、同じものを食べても、食べるシチュエーションによって身体の反応が違うことにも気づきました。どうやら、いくら良いものを食べても、不快な気分で食べたら、それは邪気に変わってしまうようで、症状は悪化するのです。

食事に次いで、影響が大きかったのは「水」でした。

当時、私が住んでいた地域は水道水の塩素臭が強く、以前から気になっていましたが、学生ですからお金がない。そこで、ある浄水器のモニターに応募したのです。

すると、見事当選。おかげで飲料水だけでなく、風呂場も洗面所も、浄水に変えることができました。これはアトピーにも効果大でした。

そして、最終的に注目したのは「腸」でした。腸壁の状態と、肌の状態はリンクしていることを知り、腸内洗浄キットを買って、毎週、塩水で腸内を洗浄しました。

身体に悪いものを食べないようにして、かつ腸内洗浄を続けていると、本当に腸はキレイになっていきます。

それはそのまま肌の状態にも反映し、9割方、アトピーは治ったのです。

アトピーを克服した経験を人に話すと、「何が効いたんですか?」と聞かれることがよくあります。

けれど、大切なことは、同じ方法をマネするのではなくて、自分の身体をしっかりと観察して、対話することだと私はお伝えしています。

アトピー対策に限らず、どんな健康法も、人によって向き不向きがあるものです。

それはもともと生まれ持った性質も違えば、生活スタイルも違っているのですから、当然のことでしょう。

私はアトピーを乗り越えた経験によって、自分の身体を深く見る習慣がつきました。

単に病気の症状だけを見るのではなく、「なぜ、自分はその病気になっているのか」の意味を考えるようになったのです。

だからこそ、人の身体のこともわかるようになり、さまざまな健康相談に答えることができるようになりました。

それだけではありません。

身体と対話をしていると、自分の心の動きも見えるようになります。

体調不良の裏側には、かならず心理的要因が潜《ひそ》んでいるからです。

結局、私はアトピーを完全に克服するまで、10年ほどの歳月を費やしましたが、その最後のカギを握っていたのも、まさに心の問題でした。

完治まであと一歩というところで、下腹の一部だけずっと治らなかったのです。

「どうしてこの一カ所だけ治らないんだろう？」

そこはちょうど、東洋医学で〝気〟が凝結する重要なポイントとされる「丹田《たんでん》」のあたりであり、ヨガでいう「スワディシュターナチャクラ」にあたります。

何か、意味があるように思えてなりませんでした。

ちなみに、スワディシュターナチャクラは、「スワ＝自己」、「ディシュターナ＝存在」、つまり、「自分の居場所」という意味があります。

その後、自分の身体を観察するにつれて、気づいたことがありました。

何か一つのことに一所懸命に打ち込んでいるときに限って、そのアトピーは消えるのです。逆に、葛藤《かっとう》を抱えていたり、自分が進むべき道に迷っているとき……、つまり、腹が据わっていないとき、いつも再発する。

ですから、アトピーの具合は私にとって、自分の状態を知るバロメーターにもなっていたのです。

そして、私がそのアトピーの症状から完全に解放されたときがありました。

それは、北極老人のもとで、神体法の伝道者として生きていこうと、腹を決めたときだったのです。

不思議なことに、それ以来、不規則な生活が続いても、一度もアトピーは再発していません。

まるで私の身体はそのときを待ち望んでいたかのように。

「ここで生きていく」という覚悟と、「今、使命を全《まっと》うしている」という誇らしさ。

きっとその感覚を、ずっと私は求めていたのだろうと思いました。

そして、自分の身体はずっとそこへ続く道案内をしてくれていたのだと。

私はアトピーによって、今現在の人生に導かれたのです。

人の身体に起こることに、何一つ無意味なことはありません。

病気は、必ず何かを教えてくれています。

私には、その背後に、神なる意図があるように思えてならないのです。

あらゆる病気は、その向き合い方次第で、あなたを次なる幸せに導いてくれるステップになります。

そして、その幸せを見つけたとき、病気は役割を終えて過ぎ去っていくのです。

第2章

人生が変わり、若く美しくなる生活習慣

身体の音（振動）を高めればエネルギーも高められる

人の身体を、神社のようなパワースポットにするカギは〝振動〟にあります。

「神道《しんとう》＝振動《しんどう》」という言霊《ことだま》も、そのことを表わしています。

なぜ〝振動〟が重要なのか、ご説明しましょう。

人の身体を、顕微鏡でどんどん拡大していったとします。

肉体――器官――細胞――高分子――分子――原子――素粒子――……、

すると、最終的には測定不能なミクロな世界へと突入していきますよね。

素粒子ともなると、それは「物質（粒子）」であると同時に、目に見えない「エネルギー（波動＝振動）」であると捉《とら》えることもできます。

つまり、この世界のあらゆるものは、ミクロな視点で見ると、

物質（粒子）――目に見える状態

エネルギー(波動)――目に見えない状態という二つの側面を持ち合わせているのです。

そして、下の図のように物質とエネルギーというのは交換可能で、姿形を変えながら、互いの世界を行ったり来たりしているのです。ちょうど、水を熱すると目に見えない水蒸気になり、それを冷やすとまた水に戻るようなイメージです。

図の下側は、「結果の世界」。
図の上側は、「原因の世界」。
私たちの目の前にある物質も、起こる現象もすべて、「もともと目に見えない世界に、それに相応するエネルギー(原因)があって、それが現象化したもの」だということです。

実はこの考え方が、自分の身体を理解する

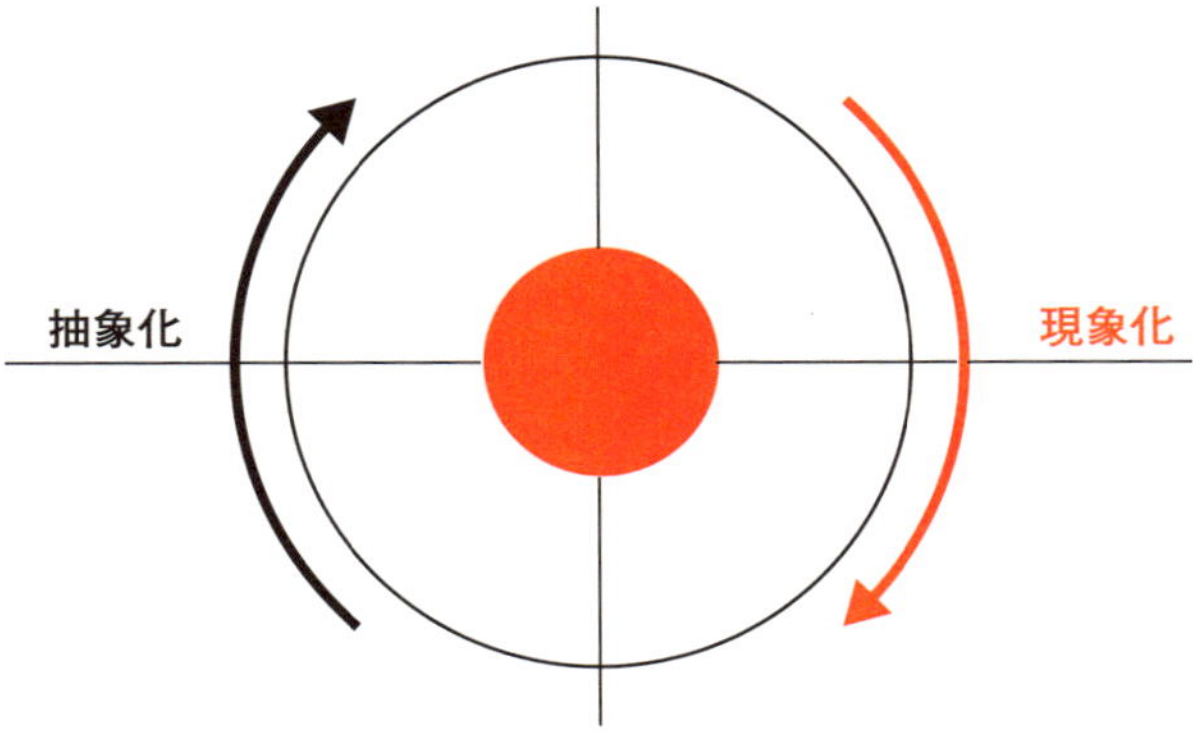

うえで、極めて重要なのです。

例えば、人が病気にかかるとき。その病気はどこからやってきたのでしょうか？

それは、病気になった瞬間に突然パッと現われたのではありません。

病気になるずっと前から、その〝元〟になるネガティブなエネルギーが、目に見えない世界に存在していたのです。

一見、健康そうに見える人でも、ずっと不摂生《ふせっせい》な生活をしていたり、ストレスを溜め続けていたら、〝邪気《じゃき》〟が溜まり続けます。

するといずれ何かをキッカケにそれが現象化して、大病を患うことになるのです。

私がアトピーを克服したときも、病気の原因をいっぱい溜め込んでいて、それをステロイド剤で現象化しないように、せき止めている状態だったわけです。

つい人は、目に見える現象に目を奪われがちですが、真の健康体を目指すなら、病気として現われる前の段階にある〝原因〟を消していくことが大切です。

東洋医学では、その段階にある病気の種のことを〝未病《みびょう》〟と呼びます。

古くから伝わる伝統的な気功や漢方などは、病気になってから対処するのではなく、未病のうちに病気をなくす予防のためのものです。

日頃のケアを通して、その原因を取り除くことができれば、医療費に多額のお金を費すことも、ずっと病院通いになることもありませんし、何より苦しまなくてすみます。

それに、現象化する前に、小さな種のうちに対処したほうが、はるかに簡単。

これは病気に限らず、人生万事に言えることかもしれませんね。

また逆に、身体に良い習慣を続けていたら、目に見えない世界にエネルギーが溜まります。

やがてそれは身体に反映されて、若さや美しさ、体力や才能となって還《かえ》ってきます。すぐに結果を求めず、コツコツ続けたら、必ず〝なりたい自分〟に近づくことができるのです。

では、どうすれば原因の世界にアプローチして、身体のエネルギーを高めることができるのでしょうか？

そこで注目すべきなのが、〝波動〟です。

先ほども申した通り、あらゆる物質には〝波動〟としての側面があります。

波動とは振動ですから、そこには固有の周波数があるということです。

人間の臓器や、一つひとつの細胞も、実は固有の周波数を持っていて、その〝波動の状態〟が、身心の状態を大きく左右していると言われています。

脳波にはα《アルファー》波、β《ベータ》波、γ《ガンマ》波、θ《シータ》波、δ《デルタ》波があり、その状態により人の気分が決まることは有名ですが、これは波動が人体の状態を決めているという代表例でしょう。

要は、身体の波動が乱れて、バラバラの不協和音を奏《かな》でているような状態だと、気持ちは落ちつかず、体調が悪くなっていきます。

逆に身体の波動が整って、オーケストラのように調和がとれている状態だと、気持ちはやすらぎ、体調が良くなっていきます。

普段はあまり意識しませんが、私達は常に外界から波動の影響を受けているのです。

最もわかりやすいのが、「音」でしょう。

音も空気の振動であり、波動です。

不自然な騒音、雑音のせいでイライラした。そんな経験はどなたにもあるでしょう。

逆に、クラシックの名曲や、川のせせらぎなど、心地良い音を聞くだけで、気持ちがやすらいだりしますよね。

どんな振動を受けるかによって、人は無意識のうちに快・不快を感じているのです。

そして、実際は耳に届く音だけでなく、超音波、電磁波、赤外線、紫外線、放射線など、ありとあらゆる波動の影響を、絶えず人は〝全身の細胞で〟受け続けているということなのです。

その波動が身体に与える影響を、健康維持や病気の治療に活用したのが、ドイツに端《たん》を発する「波動療法」というものです。

近年では、さらに発展を遂《と》げて日本の医療でも取り入れられるようになりました。

そして、従来の医学の常識では信じられないような数々の実績が生まれています。

がん、心臓病、脳卒中、糖尿病、高血圧症、動脈硬化など、あらゆる病気はそれぞれ〝固有の周波数〟を発信していることが明らかになってきました。

波動療法は、そこに特殊な周波数を照射《しょうしゃ》することで、その疾患の出す波動を消し去ってしまいます。

つまり波動によって、先ほどの図で示した「目に見えない世界」にある、病気の原因そのものを、ダイレクトに取り去ってしまうという、画期的な治療法なのです。

なんの痛みもなく、本来、襲ってくるはずだった病気を、未然に消してしまう。まさに夢のような未来の医療として、注目を集めています。


もちろん波動の力に頼りっぱなしで、普段の生活がムチャクチャだったら元も子もありませんが、食事、睡眠、運動、生活環境など、健康の基本を整えながら、波動療法を活用すると、驚くような効果が発揮される例が多々あります。

今はまだ、異端視されることも多いですが、量子物理の発展とともにその信憑性《しんぴょうせい》が証明されて、一般的な医学として定着する日も近いでしょう。

私の施術でも、最新の「波動療法」や、独自開発したオーディオシステムによる「音響療法」を活用しています。

ともあれ本書をお読みいただいているあなたには、まず身の回りの様々な波動によって、身体が大きな影響を受けていることを、改めて自覚していただきたいのです。

そして、日常生活の中で、できる限り〝いい波動〟に触れる時間を増やすことを意識してみてください。

日常のあらゆるシーンで、波動が荒いと感じる人、物、服、場所、音楽、映像、情報などを、極力遠ざけるようにする。その逆に、心地いい波動を発するものに囲まれて生活を送るように意識してみましょう。

波動の良いものを見極めるには、コツがあります。

自分の〝好き嫌い〟や〝過去の印象〟で選ぶのではなく、〝身体の反応〟を見ることです。

もともと人は、身体に良いもの、悪いものをちゃんと見分けるセンサーを備えているのです。

触れるだけで、身体がゆるむもの。温かみを感じるもの。

呼吸が深くなるもの。背骨がシャンとするもの。

そんな身体の反応を感じて選べば、間違いありません。

見聞きする情報をもとに、頭だけで良し悪しを判断すると、だまされることもありますが、身体は〝気〟に反応するので、本質を見抜くことができるのです。

常に良い波動に囲まれていると、病気の原因となるネガティブなエネルギーが溜まりにくくなり、自然と病気になりにくい身体になっていきます。

そして、さらにエネルギーを高めていくと、健康になるだけにとどまらず、幸運を呼び込む開運体質を作っていくことができます。

これが本書で目指す、「身体をパワースポットにする」ということ。

幸運を〝呼び込む〟なんて言うと、魔法のように聞こえてしまうかもしれませんが、そうではありません。

人間が持ち合わせている目に見えない力、すなわちそれは、人を惹《ひ》きつける魅力だったり、言葉に宿る影響力、苦難に耐えうる胆力《たんりき》、何かをやり遂げる気力、その人自身が発する存在感……、いろいろありますが、そういった目に見えない働きもすべて、あなたの身体がもつエネルギーに支えられているということなのです。

ですから、仕事も、恋愛も、受験勉強も何もかも、身体をパワースポット化することによって、知らず知らずのうちに、うまくいくようになります。

ではここから、「身体をパワースポットにする15の習慣」をお伝えします。

これらを実践して、気持ちのいい日々を送るだけで、あなたの身体はエネルギーに満たされて、より若く元気に、強く、美しくなっていくでしょう。

幸せの貯金をするような気持ちで、一つひとつ実践してみてください。

1．水から自分を変える

健康になろうと思えば、まず水から変えること。〝水から〟変えると、〝自ら《みずか》〟が変わります。これ以上に価値ある自己投資は他にありません。

日本の水道水には、塩素やアルミニウム化合物、その他さまざまな有害物質が溶け込んでいます。塩素はわずか0．1ppmで大半の菌を殺す強力な薬品。

それが、諸外国の5〜15倍の濃度で含まれているのです。

たとえば、魚を水道水に入れると死にます。

それなのに、何げなく水道水を飲んだり、浴びたりしてしまっているというのは極めて危険なことで、実は私たちの内臓の粘膜も、皮膚も、ダメージを受けているのです。

ですから、水道水は必ず浄水してから使用することをおすすめします。

浄水器は、家の規模や予算に合わせてお選びになれば良いのですが、理想は一軒まるごと浄水できる元付けタイプの浄水器を設置すること。

有害物質は皮膚から、特に粘膜からも吸収され、体内に蓄積されてしまうからです。

身体にいい水分の摂《と》り方は、一気にガブガブ飲まず、ことあるごとにちびちびと。

常温または白湯で毎日2ℓくらい飲みましょう。

適切な摂取量は、体格や体質、季節によっても変わりますので、2ℓはあくまで目安。大切なのは、身体から水分が失われたら、常に補給してあげる意識を持つことです。

2ℓなんて多すぎ！　と思われがちですが、そんなことはありません。人は案外、水分を失っているのです。一度の入浴で約500ml、一晩の睡眠で約500mlといった具合に失っていきます。

ですから、喉が乾く前に水を飲むことを基本にしましょう。

水分補給には炭酸水もおすすめ。炭酸水は血行を促進して、疲労回復、美肌、デトックスなどの効果が期待できます。満腹感があるので、食べ過ぎ防止にも。

お茶やコーヒーなどカフェインを含む飲料は、尿などとしてほとんど排出されてしまうため、ほとんど水分補給の効果がないのでご注意ください。

ぜひ、マイボトルを常に持ち歩いて、ちびちび飲みを実践してみましょう。

こんなに簡単なことで、身体はみるみる若返っていきますから。

2. いい油で若々しい身体になる

油は身体に毒だ。太る。肌に悪い。そんなイメージが先行しがちです。

けれど水分と同じく、油分は身体に必須。

水分を身体の中に留《とど》める膜《まく》のような働きをしてくれるのは油分だからです。

油分が不足すると、肌の潤《うるお》いも失われてしまいます。できる限り良質の油を適量とることは、美容にも健康にも、すごくプラスに作用するのです。とくに油が不足しやすい体質の方は、積極的に摂りましょう。

ただし、悪質な油は、極めて身体に悪いので注意してください。

身体に悪い油の代表格は、「トランス脂肪酸」です。

諸外国でも、「健康に支障をきたす食品」として使用が禁止されている地域も増えてきましたが、日本ではいまだに野放し状態。

それどころか、スーパーなどで手に入る加工食品や、ファミレス、ファーストフードなどには、所かまわず大量に使用されています。

マーガリン、ショートニング、サラダ油やキャノーラ油のような人工植物油。これらはトランス脂肪酸のかたまりです。市販のお菓子、パン、ケーキなどの食品表示を見ると、ほとんどこれらが使われています。安価で、手軽にサクッと軽い食感を生み出すことができるからです。

マーガリンや植物油はバターよりもヘルシー、というイメージで見てしまいがちですが、とんでもない。身体を蝕《むしば》み、あらゆる生活習慣病を生む、かなり危険なものなのです。

加えて注意が必要なのは、開封してから長時間経過した油や、加熱した油。

これらは酸化が進んでいて、とても身体に悪い物質に変わっているのです。

揚げ物は新鮮で良質な油で揚げたものを少量なら可ですが、それ以外はできる限り避けたほうがいいでしょう。

逆に、身体にいい油としておすすめなのは、良質の「亜麻仁油《あまにゆ》」、「エキストラヴァージンオリーブオイル」。これらのオイルは酸化しやすいので、加熱せず生のまま摂取してください。私はスプーン一杯、そのまま飲むこともあります。

味や香りが苦手な方は、サラダや豆腐などの料理にかけると美味しくいただけます。

さらに、いい油を摂ることに加えて、外側からも「オイルマッサージ」をしてあげると相乗効果で身体が若々しくなっていきます。

私は、関節や筋肉の痛みや肌の痒《かゆ》みを感じたら、患部にオイルをゆっくりと塗り込むようにマッサージします。

これにより身体の老廃物を外に溶かし出すのです。

そもそも、身体に溜まる老廃物は「水溶性の毒素」と「脂溶性の毒素」の二種類に大別できます。

水溶性の毒素は、よく水分をとり、適度に運動をしていれば、汗や尿から自然と排出されていきます。

ところが「脂溶性」すなわち「油に溶ける毒素」は厄介者《やっかいもの》。汗や尿に溶けないため排出が難しいのです。

そして、体内に脂溶性毒素が溜まるとどうなるか？

人の身体は、その毒素が内臓などの大事な器官を侵さないように、必死でブロックしようとします。皮下脂肪を蓄えて、そこに毒素を閉じ込めるのです。

実はこれが肥満体質の大きな原因。

なかなかお腹《なか》周りや下半身が痩《や》せない人は、そこに毒素を溜め込んでしまっているために、脂肪が燃焼されなくなっているのです。

つまり、良質の油を摂って、外からもオイルマッサージをしてあげることで、健康のみならず、ダイエットにも繋がるということ。

ぜひ、油との付き合い方を見直してみてください。

きっと、友人にうらやましがられるくらい若々しくなれますから。

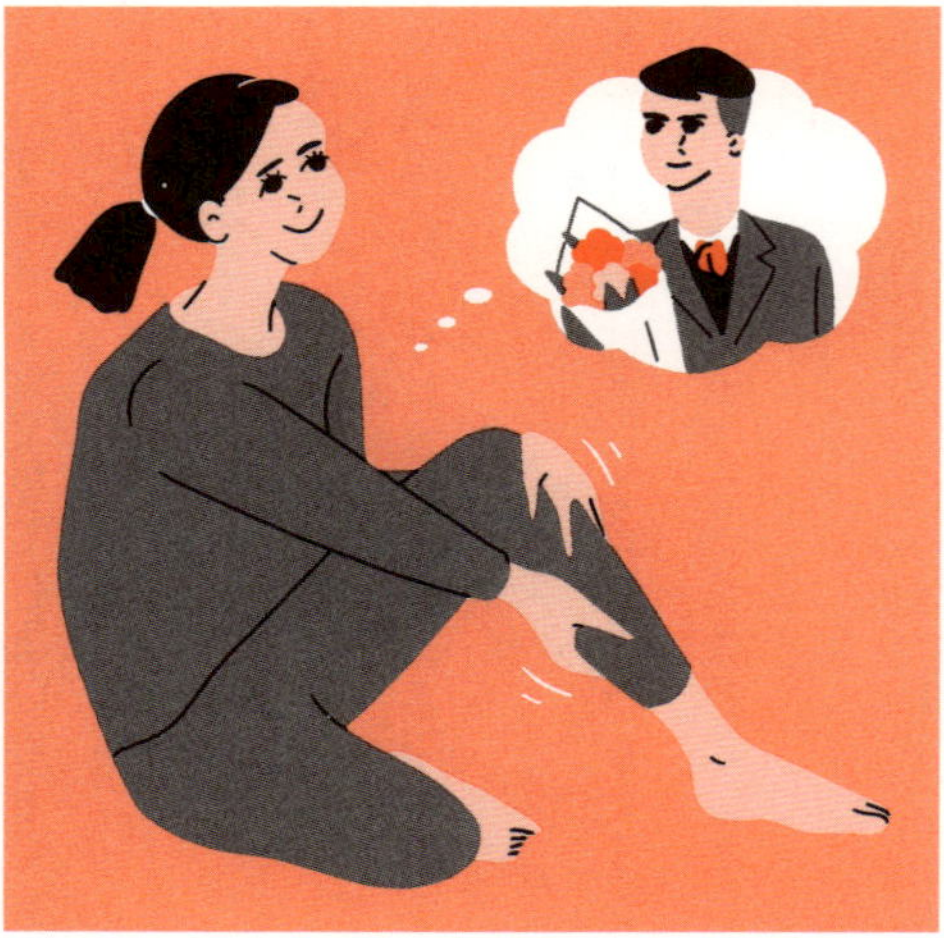

3．腸から美人になる

人の本音は、頭で考えていることよりも、行動にこそ表われます。

昔から日本人は、人の深い本音が〝腹＝腸〟にあるということを心得ていました。それは、「腹を割って話す（＝本音を語る）」、「腹が据《す》わる（＝覚悟を決める）」、「腹に落ちる（＝心底納得する）」といった言葉にも表われているとおりです。

実は腸は、臓器の中で唯一、脳からの司令がなくても活動できる、特別な器官なのです。ゆえに腸を「第二の脳＝セカンドブレイン」と呼ぶ専門家もおられます。

いくら目標を立てても、腹が据わっていなかったら、何ごともうまくいきません。

いくら納得しても、腹に落ちていなかったら、行動は変わりません。

ですから、上辺《うわべ》だけでなく、根本から自分を変えようと思ったら、〝腹＝腸内〟の状態を変えることが大事になるのです。

ところが、多くの現代人はとても腸が汚れています。腸壁は固くなり、宿便《しゅくべん》が溜まり、極めて良くない状態にあるのです。そうなると、心まで〝腹黒く〟なってしまいます。

腸を美しくするために、まず意識するべきことは、水分をしっかりとること。甘いものを食べ過ぎないこと。食物繊維、発酵食品が豊富な食事をすることです。

もう一つ、おすすめの方法は「按腹《あんぷく》」というマッサージ法です。

お腹のやわらかい部分に手の平を当てて、小さな時計回りにゆっくり動かしながら、みぞおちの下から下腹部にかけてをぐるっとマッサージ。
20～30秒かけて一周するくらいゆったりしたペースで行なってください。
これは便秘解消にも効果的です。

腸内美人になるだけで、肌も、心も、みちがえるほど美しくなります。

腸と肌なんて、関係がないように思われるかもしれませんが、腸の微生物が元気になると、健全な肌を守る常在菌《じょうざいきん》たちも同時に元気になります。

それだけではありません。お腹がスッキリすると、自然と発想も前向きになり、姿勢も美しくなり、物事がうまく運ぶようになります。さらに、腸は免疫力を生み出すセンターの役割をしますので、病気にも強くなり、まさにいいことづくめ。

腸は人生好転のカギを握っているのです。

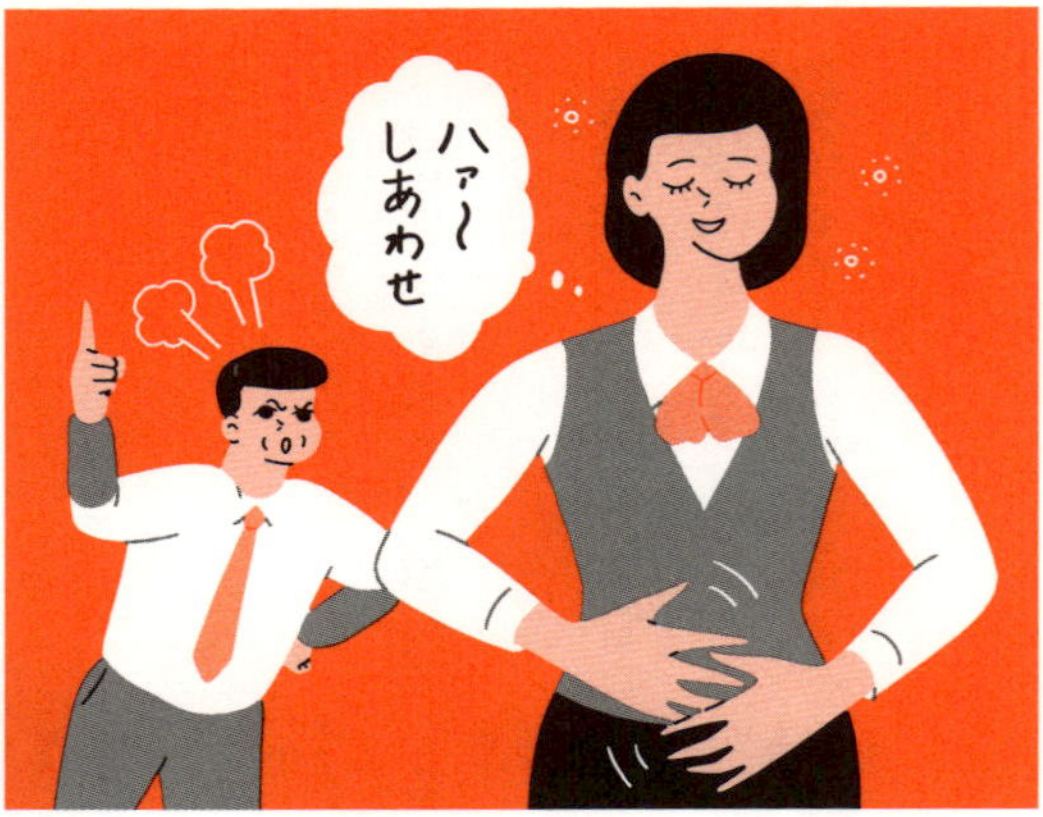

4. 微生物に感謝して全体と繋《つな》がる

人の身体には、莫大《ばくだい》な数の微生物が住んでいます。その数は一説には100兆以上とも。細胞の数が約37兆個と言われていますから、多数決でいえば圧倒的に、微生物が主導権を握っているといえますね。

よく腸内細菌には、善玉菌と悪玉菌がいると言われます。けれど実際はそのどちらにも属さない〝日和見菌《ひよりみきん》〟が大半を占めています。そのときどきに応じて、悪にも善にも働く菌たちです。悪く働くと、腸内の残った食べ物を腐敗させて、有毒ガスを発生させたり、病気の原因となってしまいます。日和見菌に、いかに善《よ》い働きをしてもらうかが、人の健康を大きく左右するのです。

では、どうすれば味方になってもらえるのでしょうか？

私がおすすめするのは、お腹に手を当てて、微生物たちに感謝を語ることです。「今日もありがとうございます」、「微生物さん、よろしくお願いします」といった具合に。すると微生物は人の気持ちに反応して、ふるまいを変えてくれます。どんなサプリを飲むより、100兆もの微生物が味方になってくれた方が、身体はずっと元気になれるのです。

実際に、私の講座では、按腹をしながら微生物に語りかけるワークをするだけで、「視界がクリアになった」、「朝から続いていた腰痛が消えた」、「肩が軽くなった」といった、驚きの声が毎度たくさんあがります。

全身のいたるところで縦横無尽に活躍する微生物たち。その働きは言い尽せませんが、一言でいえば「目に見える世界（物質）」と「目に見えない世界（エネルギー）」を繋ぐ働きをしてくれているのです。

私たちは食べ物から主なエネルギーを得ています。

食べたごはんが、食道を通過して胃に入り、十二指腸を通って腸に運ばれていく。その時「このごはんのエネルギーが脳に運ばれて……」とか、「この肉のタンパク質は、どの部位の筋肉を構成して……」なんて思わないのに、勝手に分解され、吸収され、エネルギーに変わり、身体を作ってくれますよね。

何も思わないのに、すべて勝手にうまくいく。それが微生物の働き。

何も思わなくても無意識のうちに働いて、物質をエネルギーに変えたり、またエネルギーから新しい身体の組織を作ったりしてくれているのです。

病気を生み出す菌やウイルスも、身体に悪さをしているのではありません。

「今、生き方を糺《ただ》すときですよ」というメッセージを、私たちに伝えてくれているのです。

まるで、人と神様との間を結ぶ仲介者のような働き。それが微生物。

私たちはつい、「自分の身体は、自分の意思で動かしている」と思いがちです。けれど実際は、自覚の及ばない数々の無意識の働きによって、支えられているのです。

微生物に感謝するということは、その神秘なる働きに感謝することであり、「自分の命は、ひとりのものじゃない。すべてと繋がっている」と、悟ることでもあるのです。

現代の人は、頭で考えることが多すぎて、その繋がりを感じる感度が、弱ってしまいがちです。その感覚を蘇《よみがえ》らせてくれるのが、微生物たち。

微生物を大切にして、「ありがとうございます」と言ってみる。

その感謝が本物になり、命と命の繋がりによって、自分は生かされているのだと腹に落ちたとき、あなたの隠された生命力が目覚めてきます。

5. 全速力で20m走る

高いパフォーマンスを発揮できる人は、集中とリラックスの切り替えが上手です。

仕事や勉強をしていて、集中力が切れたり、眠気に襲われることはありませんか？

本気になりたいのになれないとき、寝ても寝ても眠いとき、だらだらした気分を一掃する方法があります。


それは、全速力で20m走ること。


私達の身体には、二つのモードがあります。

日中、活動して意識がハッキリしているときは「交感《こうかん》神経」が優位の状態。

反対に身体を休めてリラックスしているときは、「副交感《ふくこうかん》神経」が優位の状態。

本来、身体は時間帯に合わせて、うまくこの二つのモードを切り替えてくれます。

朝は、副交感神経優位のリラックスモード。

昼にかけて、徐々に交感神経が高まり活動モードになり、夜になるとまたリラックスモードに切り替わり、眠る準備に入ります。

ところが現代人は、昼夜逆転の生活をしていたり、夜になっても明るいライト、大音量の音楽など、刺激に触れることが多く、この自然のリズムが乱れてしまう人が多くいます。すると、集中したいのに意識がボーっとする、眠りたいのに寝付けない、といった症状に悩まされてしまうのです。

メリハリのない生活が、続いてしまうということですね。

そこで、日中のがんばりたい時に「20m全力ダッシュ」をしてみる。

そうすると、体内のメカニズムが働いて、副交感神経から交感神経へ一気にスイッチが切り替わります。

わずか一瞬でも〝身体に全力を出させる〟ということが大事なのです。

走る場所がないときは、「全力で壁を押す」などもありでしょう。（ただし丈夫な壁で！）

全力を出すと、呼吸も鼓動も早くなって、新鮮な空気が取り込まれ、血液も巡り、すっきりと爽快な気分になれます。

日中に完全燃焼できたら、眠りの質もおのずと高まっていくもの。

意識的にスイッチを切り変えてメリハリをつくり、一日を充実させましょう。

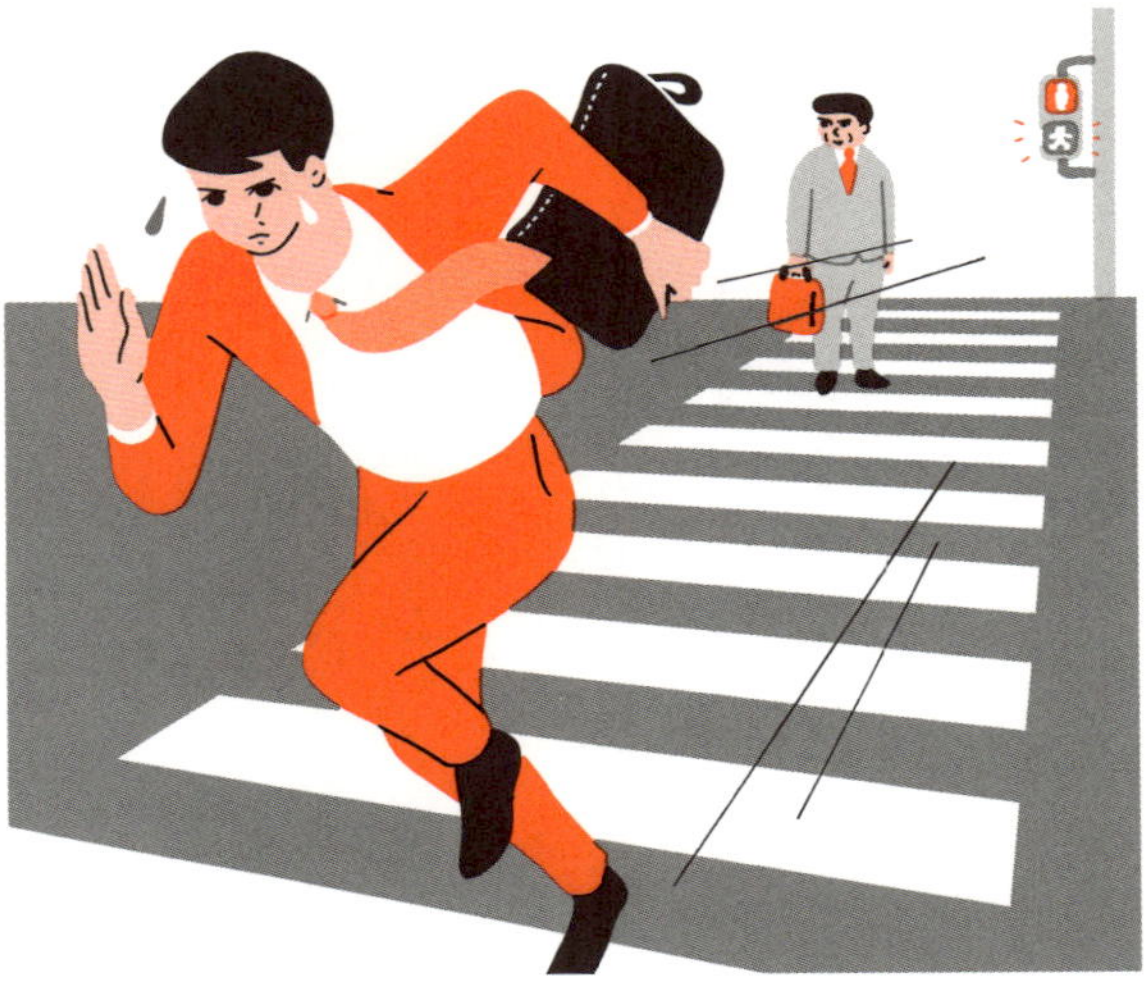

6. ジャンプしてみる

ジャンプする動きは、生命力を高めてくれます。

春になると冬眠から目覚めた虫や動物たちが、草や木々の間からぴょんぴょんと飛び出してきます。ジャンプすることで、春に向けての身体づくりをしているのです。

人の身体でも、冬から春にかけて同じような現象が起こります。

冬になると、人は無意識的に寒さから身を守ろうとします。身体の中心部分が冷えないように、全身の筋肉を収縮させ、熱が逃げるのを防ぐのです。

春になると、今度は自然界から生命エネルギーを取り込むために、身体を開く必要があります。

ところが、身体が固まりすぎていたり、季節感のない生活をしていると、春の準備が追いつきません。すると、人の無意識は、強制的に身体を開こうとします。それが、風邪や花粉症、アレルギー性鼻炎といった、春先に起こりやすい症状の正体です。

目がかゆい、くしゃみや鼻水が止まらない……。そんな症状だけを見ると、厄介者にしか思えませんよね。けれど、実はこれらは「身体をゆるめて自然な状態に戻す」という働きの一環。元気な身体を維持するためになくてはならないものなのです。

とはいえ、やっぱり苦しいのはイヤですよね。

ですから、やはり日頃から身体を自然な状態にしておくに越したことはありません。

そこで、おすすめの方法が、ジャンプすることなのです。

自然の摂理《せつり》に沿《そ》うなら、身体が固まってきたとき、冷えてきたとき、気分が落ちてきたとき、緊張をほぐしたいとき、元気になりたいとき、上にジャンプをすればいいわけです。

ジャンプするだけでも血流がよくなり、次の瞬間から、身体がゆるみはじめます。

大事なことは、「あぁ、しんどいな」と感じる前に、身体を調整するクセをつけることです。

身体が１００％ガチガチになってからゆるめようとしても、もはや身体が言うことをききません。

だから私は、30％くらい固まってきたかな、と感じたら、そのたびに手足の力を抜いて、ピョンピョンピョンと小刻みに跳《は》ねて、その振動で身体をゆるめるようにしています。

デスクワークが長い人は、1時間に1回でも立ち上がって、ジャンプするようにしてみてください。それだけで疲れ方が変わり、元気な状態で一日の終わりまで駆け抜けることができたりしますから。

春の息吹《いぶき》を喜ぶ動物たちのような気持ちで、飛び跳ねてみましょう。

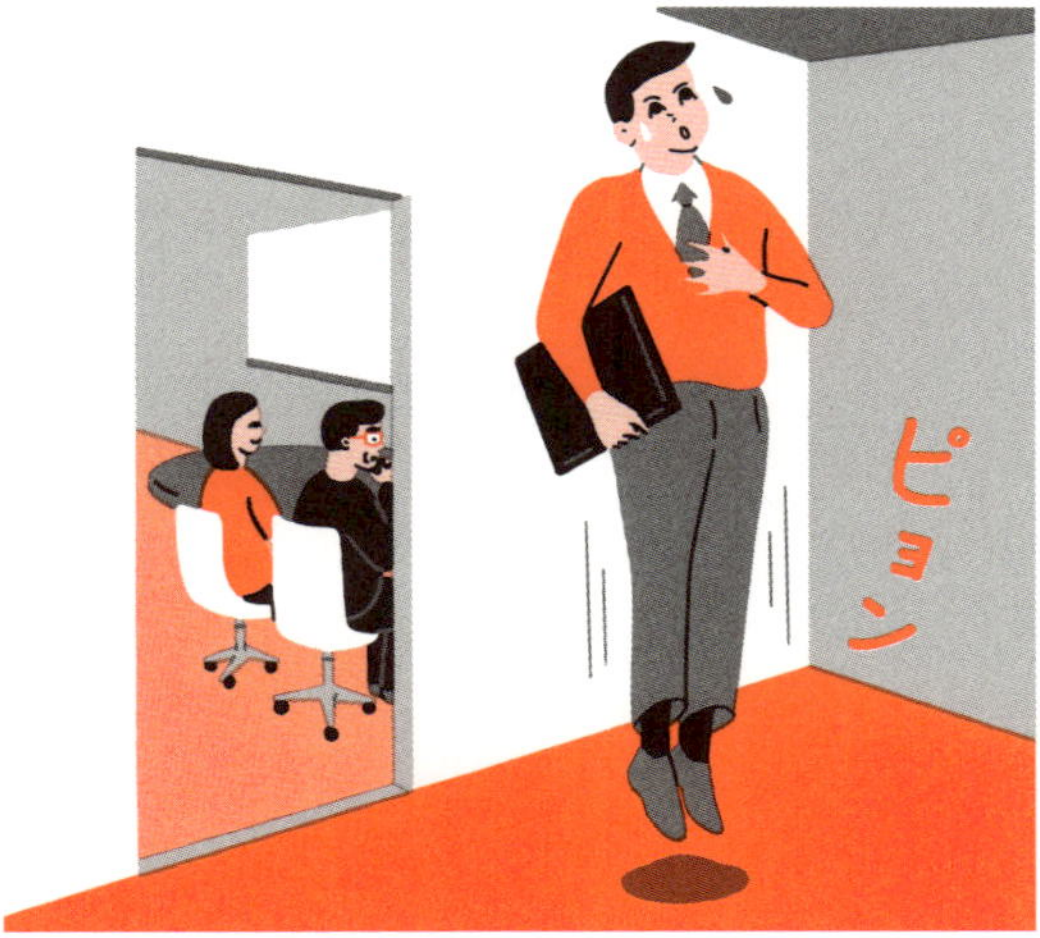

7. 邪気払《じゃきばら》いで万病を予防する

人が病気になるのは、おおかた身体に溜まった〝邪気〟が原因です。

アーユルヴェーダ、中医学（中国漢方）、導引術でも、「邪気は万病の原因」と言われてきました。

私たちは日常のありとあらゆる場面で、知らぬ間に邪気をもらってしまいます。

いかんせん目に見えないので自覚しにくいのですが、気持ちが悪い、荒々しい、違和感がある、心地良くないような、人、モノ、場所、言葉、情報、音楽、食べ物……、などに触れただけでも、簡単に邪気は伝染するのです。

邪気が溜まると、心も、身体も、不調になります。

イライラ、グチ、言い訳、不安、不満、嫉妬など、ネガティブな感情が湧きやすくなる。身体は固くこわばり、ダルく、疲れやすく、無性に眠くなったり、どこかが痛くなったりする。頭もボーッとして、感覚器官も鈍くなり、運気も悪くなるのです。

そして、邪気が溜まりに溜まると、いよいよそれが病気となって現象化します。

ですから、日頃から邪気払いをすることが、実はものすごく大切なのです。

そこで、まず実践していただきたい浄化法が「鼻うがい」です。

鼻うがいとは、鼻から口に塩水を通して鼻腔《びくう》を洗う浄化法のこと。

鼻腔の奥には、邪気が溜まるスポットがあります。そこを塩水で清めることで、全身の邪気を浄化することができるのです。

はじめて聞いた方は、きっと「痛そう」と思われるでしょう。けれど、大丈夫です。正しい方法で行えば、痛いどころか、ものすごく気持ちいいんです。

その方法は、水1ℓに塩9gを溶かし、塩分濃度0．9％の生理食塩水を用意します。それを体温くらいに温めてボウルに入れ、片方の鼻から吸い込み、口から出します。鼻から吸って、口から吐いて、鼻から吸って、口から吐いて、を繰り返し行います。まずは少量からでも構いません。なれてきたら片鼻1ℓずつを行いましょう。

終わった後は、鼻腔に塩水が残らないよう、よく鼻をかむようにしてください。

水は水道水は避け、浄水された水や天然水を使用してください。塩は、工業精製塩ではなく、できる限り良質な天然塩を使いましょう。

はじめは難しく感じるかもしれませんが、慣れれば歯磨きをするくらいの感覚で気軽にできるようになります。毎晩、家に帰ってきたら、まず「鼻うがい」を習慣化してみてください。だんだん鼻うがいをしないと気持ち悪いといった感覚になってきますから。

浄化法については、本書をお読みの方のために、「鼻うがい」をはじめ、さまざまな浄化法やボディワークを解説した特典動画もご用意しました。本書の175ページに特典限定サイトのQRコードを載せておりますので、ぜひご覧ください。

※鼻に痛みや違和感があった場合はただちに止めて医師に相談しましょう。

8．足湯をして健康の基本をおさえる

私は体調不良を相談されたとき、必ず「足湯」をすすめています。年がら年中、「とにかく、足湯をしてください！」と、言い続けて10年以上。これからも、ずっと言い続けるでしょう。それくらい、足湯の効果は絶大なのです。

冷え対策は、健康法の基本。

ほとんどの病気の背後には、〝冷え〟が関わっているからです。

〝冷え〟とは、上半身に比べて下半身の体温が非常に低くなった状態のこと。自然の法則で、冷たいものは下に向かう性質があるので、足元が冷えると、冷たい気や血液が下に留まり、全身の巡りが悪くなってしまうのです。

すると、毒素が一部に溜まり、免疫力も下がり、筋肉も固まる。

結果、身体のどこか〝弱っている部位〟に支障をきたすのです。

人は身体に問題が起きると、つい症状の現われた部位に問題があると考えてしまいがちですが、その根本原因は冷えにあることが多いのです。

がんも、冷えによる免疫力低下が大きな要因になります。

がん細胞は熱に弱く、血行がよく温度が高いところでは発生しないのです。

私は整体師ですが、いくら施術の腕を磨《みが》いても、身体が冷えている人を癒すのは至難の技です。

料理に例えると、カチコチに凍《こお》ったお肉をそのまま調理するのが難しいように、冷えきった身体に施術をしても効果が薄いのです。

また、冷えはメンタルの状態にも影響します。

事実、鬱《うつ》傾向にある人の多くは、非常に身体が冷えているのです。

身体が冷たくなるということは、生命にとってキケンな状態。そのため人は身体が冷えると、潜在的に死を連想して、不安がこみ上げてくるようにできているのです。

「自分は暗い、落ち込みやすい」と思っていた性格が、実は冷えのせいだった、なんてこともしばしば。

足を温めると、心も温かく、軽く、明るくなるのです。

ほかにも足湯の効用をあげると、デトックス、自律神経の乱れの改善、免疫力アップ、むくみ解消、疲労回復、血行改善、快眠、肝機能の活性化など。とにかく全身に効果がある万能の健康法なのです。

「足湯なんて面倒くさい……」と思ってしまいがちですが、お金もかけずに、こんなに簡単なことで元気な身体が手に入るのですから、実践あるのみ！

【足湯の方法】

両足を膝《ひざ》下まで入れられるくらいの、大きめの底が深いバケツを用意します。

43度くらいに温めたお湯をシャワーを使ってためていきます。

ちょっと熱いくらいの温度でOK。

準備ができたら座って足をお湯につけていきます。

はじめは熱く感じますが、すぐに慣れてきます。

そのまま15～20分ほど足をつけておきます。

バケツのお湯は案外すぐに冷めますので、お湯を少しずつ出しながらかけ流しにするのがおすすめです。

足の裏からふくらはぎにかけて、赤く色づいてきたら、毛細血管が開いてきた証《あかし》。身体の芯からポカポカと温かくなってくるでしょう。

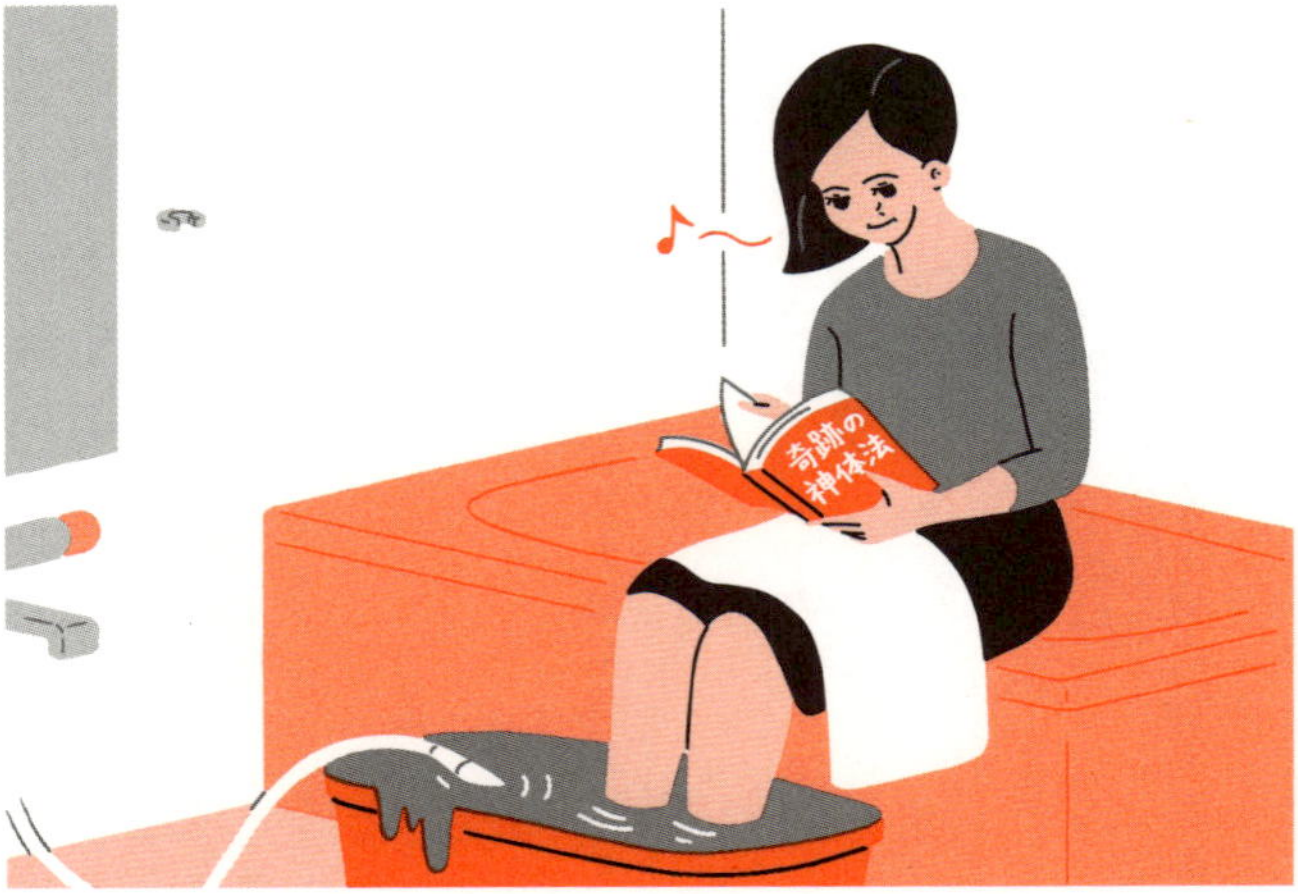

9．神社のように部屋を整える

あなたの〝部屋の状態〟と〝体調〟は、かならずリンクしています。

人の身体は、60～70％が水分、というのは有名な話ですが、私は「人体＝水」だとしたら、「自分の部屋＝コップ」のようなものだと考えています。

どれだけ美味しくてキレイな水も、汚いコップに注いだら台無《だいな》しですよね。それと同じく、せっかく身体をいい状態にしても、部屋が汚かったら意味がないのです。

実際に、慢性的に体調が悪い人は、部屋も病んでしまっている傾向にあります。ずっと汚いままだったり、空気が淀んでいたり、臭かったり、不便な配置のまま使い続けていたり。

「最近、部屋が散らかってきてるな……」という人は、「片付ける気力がない＝エネルギー不足」ということですから、どこかでエネルギーを放電しすぎている証拠なのです。

そのような場合、片付けることで、エネルギーの漏出《ろうしゅつ》に歯止めをかけて、心身のバランスを整えることができます。

まずは、自分の部屋をチェックしてみましょう。

そして、自分の身体を整えるつもりで、部屋を掃除し、メンテナンスしてみてください。すると、本当に身体の調子も良くなっていきます。

寝室環境は特に大切。睡眠中は無防備なので、まわりからの影響が最も深く入りやすいためです。

いつも清々しく、やすらぎの波動に満たされた寝室に整えましょう。

いい音楽を常に流す、落ち着いた色合いにする、スマホやパソコンなどを遠ざけて電磁波を防ぐ、蛍光灯ではなく白熱球などの柔らかい照明にする。

そして何より、ムダな物を置かず、整理整頓しておくことです。

あなたの身体を御神体に見立てるのであれば、家は神社の境内のようなもの。

寝室は〝神室《しんしつ》〟なのです。

御神域《ごしんいき》を祓《はら》い清める神主のように、清々しく、すずやかな気持ちで、丁寧に掃除してみてください。

そして毎夜、一日の無事に感謝し、神様の世界に還《かえ》るような気持ちで静かに眠る。

すると、寝ている間に身体も心も再構築されて、毎朝、新しい自分になれるのです。

10. 白砂糖をやめて人生と向き合ってみる

無性に甘いものがほしくなるとき、何気なく口にしているお菓子やドリンクが、実は身体に大ダメージを与えていることを、ご存じでしょうか？

決して大げさではなく、糖分の摂り方を変えるだけで、人生は変わります。

それくらい人体に悪影響なのが、白砂糖、三温糖《さんおんとう》、グラニュー糖、アステルパームやスクラロースを代表とする人工甘味料など、化学的に精製される糖類なのです。

例えば白砂糖の製造過程では、本来食品に使用すべきものではない危険な劇薬も使われ、ミネラル分が除《のぞ》かれてしまいます。それを摂り続けると、血糖値の乱高下が起こり、糖尿病や低血糖症になりやすくなるだけでなく、肥満、生活習慣病、虫歯、冷え、情緒不安定などを引き起こします。さらに中毒性もあり、やめられなくなるのが厄介なところ。

そういった危険性から、「白い麻薬」と呼ばれることもあります。

砂糖中毒を抜けるだけで、「鬱の9割はなくなる」、「10歳若返る」、「アレルギーが良くなる」という専門家の声も。

それが誇張ではないことは、白砂糖をやめてみると本当に実感できます。

白砂糖を使ったお菓子は、ほとんどの人が当たり前のように食べていますし、それを避けようと思えば、スーパーやコンビニのお菓子の大半は食べられないことになります。

甘いものの好きな方は、「そんな生活、考えられない！」と思われるかもしれません。

私自身も、もともと甘いものが好きでしたから、そう思っていました。

けれど、身体は正直です。

白砂糖をやめて数カ月もすると、身体が白砂糖を嗅《か》ぎ分けるようになりました。

食べると、口内炎ができたり、ダルさに襲われたり、頭が痛くなったりするのです。

ぜひ、自然な甘み（きび砂糖、てんさい糖、黒糖、果糖、国産蜂蜜、ココナッツシュガー、メープルシロップなど）を使用するようにしてみてください。

現実から逃げ出したくなったとき、つい甘いものに手を伸ばして、気を紛らわせてしまう人も多いと思います。

そこで、質の悪い糖分をとっていると、頭がぼやっと冴《さ》えなくなって、冴えない人生になりかねません。

質のいい糖分を摂るようにして、ちょうどいい甘さを楽しめるようになったら、人生も開けていくのです。

11 丁寧《ていねい》に動いて身体をデザインする

身のこなしが美しい人は、スタイルも美しくなります。

日常の中で、動きが荒っぽくなってしまうことはありませんか？

タイピングの音がうるさい。足音、物音が大きい……。

普段は気にも留めないような小さな動作を、丁寧にするか、粗雑にするか、そのわずかな違いが、チリも積もれば山となり、10年後、20年後の身体の美しさに歴然たる差を生むのです。

例えば、強くタイピングをすると、手に負担がかかりますから、節が太くなっていきます。女性にとっては美容の大敵です。ドスドスと音をたてて歩くのも、身体に反動がきて疲れやすくなります。

一つ一つの物音がうるさい人は、その行動の本来の目的だけでなく、〝音をたてること〟にもムダなエネルギーを浪費しているのです。

そこで、日常の動作を、ゆっくり丁寧に行なうことを意識してみましょう。

私は武道と茶道を習っていた時期がありました。

どちらも始めは、ひたすらゆっくり丁寧に動くことに重きが置かれます。

お茶の稽古《けいこ》では、気持ちを整えながら、茶葉をすくい入れる工程も、丁寧に、ムダのない動作で進めます。この繰り返しが、美しい所作《しょさ》を作ります。

武道でも、太極拳《たいきょくけん》などが良い例ですが、丁寧に動くことで、それまで使われていなかった筋肉を目覚めさせていきます。実際にやってみるとわかりますが、ゆっくり動く、というのは意外に難しいのです。勢いでごまかせないからです。

眠っていた筋肉が目覚めると、それまで10のエネルギーで10の力しか出せなかったところを、同じエネルギーで20、場合によっては50とか、信じられない力が出せるようになります。

小柄な武道の達人が、巨体のプロレスラーを押し倒したり、投げ飛ばしたりすることができるのは、筋肉の目覚め方が違うからなのです。

日常の何気ない所作を、丁寧にする。その意識を持つだけで、美しい身のこなしに繋がっていきます。

そして、小さな積み重ねが10年後の未来の自分を作ります。

健康によいことをプラスしていくよりも、ムダなエネルギーロスをなくして、身体への小さなマイナスを丁寧に取り除いていくことが、大切なのだと思います。

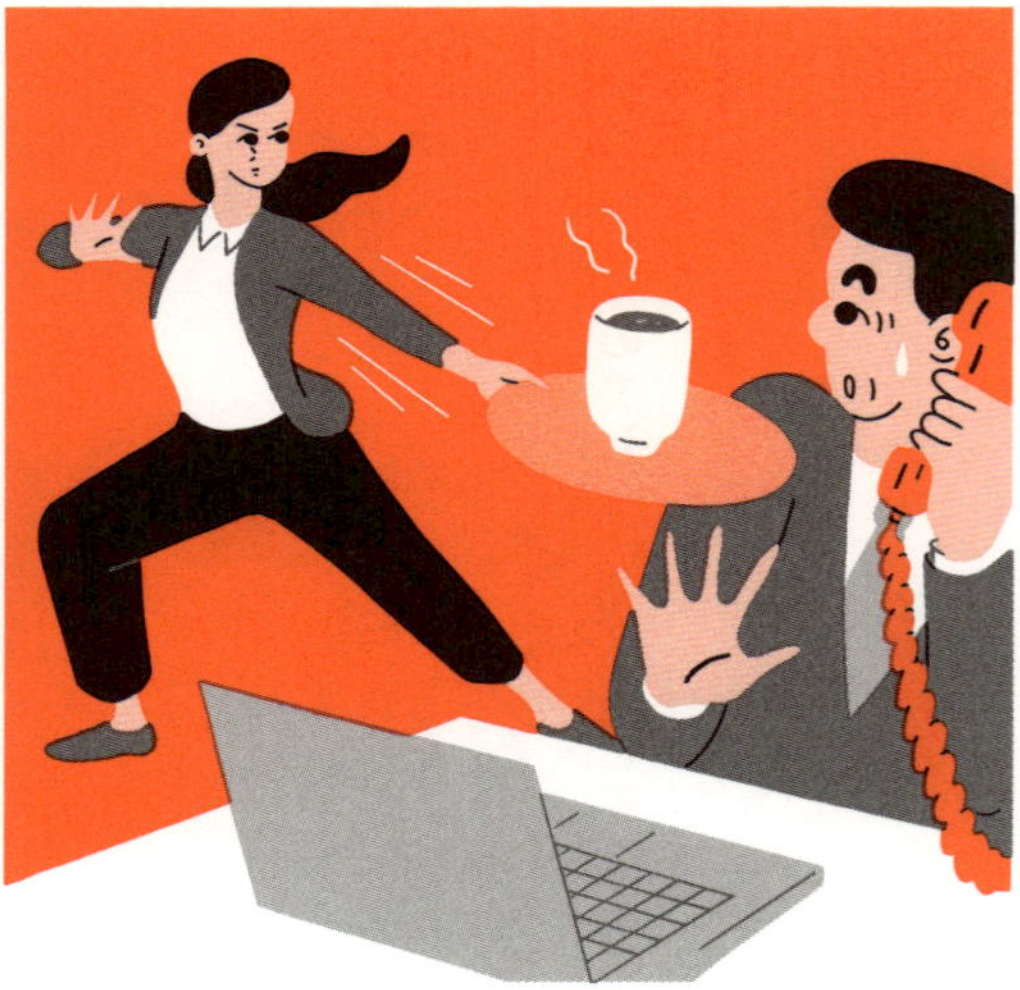

12. 深い息をして長く生きる

朝、ギリギリで目を覚まし、バタバタと準備を整えて出勤。夜遅くなって帰宅して、ヘロヘロになってベッドに倒れ込む。十分に疲れがとれないまま朝を迎え、またバタバタとした一日が始まる。

現代の多忙なビジネスマンやOLにとっては、毎日が時間との格闘です。たまには、時間を忘れて休みたい、なんて頭をよぎり「あ〜息抜きしたい」と、つい口に出してしまうこともあるのではないでしょうか。

「息抜き」は、読んで字のごとく「息を抜く」ということ。つまり、身体から息を吐きって新鮮な空気を体内に入れ、呼吸のリズムを変えることです。

人は生まれてから死ぬまで、1日約3万回の呼吸をするといわれています。

呼吸は生命維持のために酸素を取り込むのはもちろん、筋肉、関節、内臓、循環器、自律神経を調整するという重大な役割も担《にな》っています。

しかし、現代人はデスクワークが多くなり、おのずと猫背《ねこぜ》になり、胸がしぼんだ体勢でいることが多いので、「浅い呼吸」しかできていない人がほとんどです。しっかり吸っているようで、実はきちんと吸えていない。そのせいで身体の調整がきかず、疲れやすい、

眠りが浅い、イライラする、といった状態に陥《おちい》っているのです。まずは、1日に数回、思いっきり深呼吸をしてみましょう。そのときのポイントは、よく〝吐き切る〟こと。

まず、口からめいっぱい息を吐き切る。いったん吐き切ったら、自然と肺が開きます。次に、鼻からゆっくりと肺いっぱいに息を吸う。

このとき、空気中にある生命エネルギーがお腹いっぱいに入ってくるイメージで。次に、吸ったときの倍の時間をかけて、口からゆっくりと息を吐き切っていきます。吐くときは、体内の邪気が外に出ていくイメージで繰り返し行ないましょう。

座りながら、または自分の好きな態勢で行なうと、より心地良さを感じることができます。

呼吸が楽になることで、仕事のパフォーマンスも上がるだけでなく、身体の内側から若々しさが溢れてきます。

長い息ができると、人は長生きできるのです。

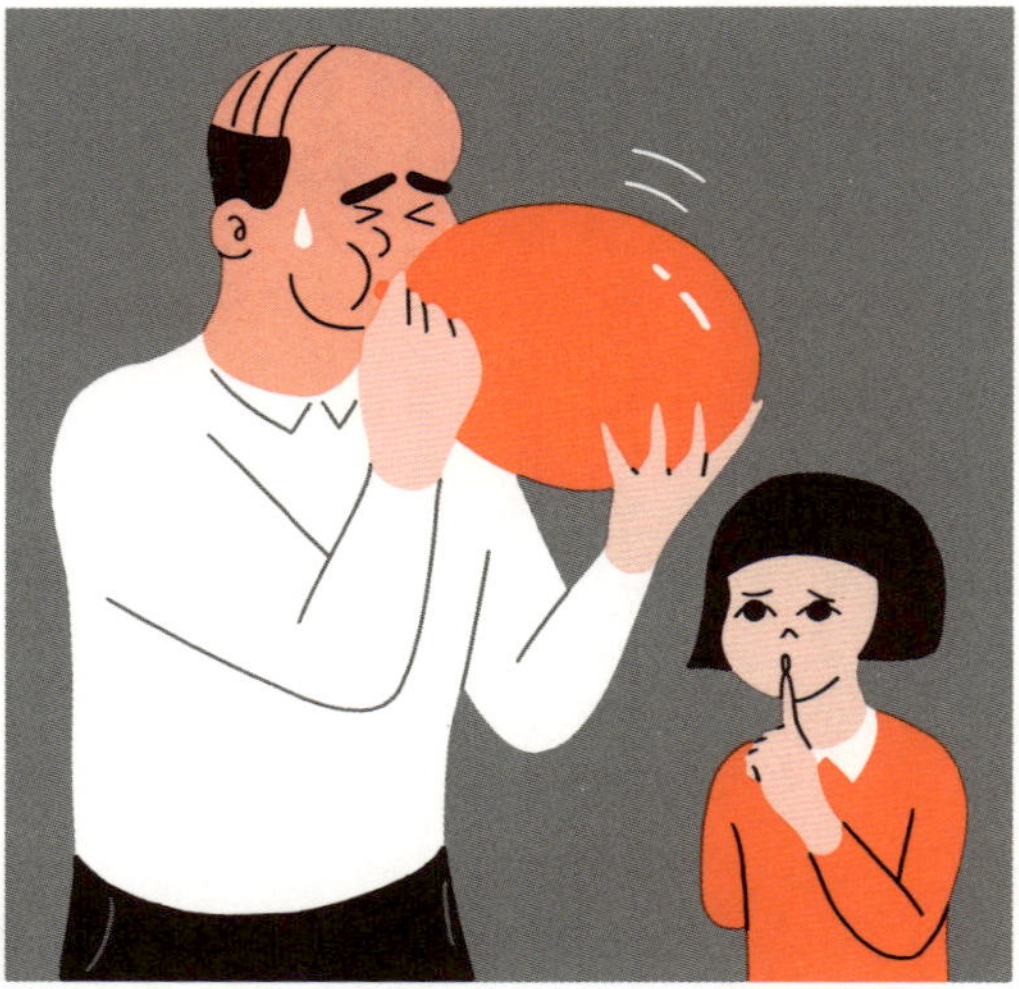

13. 背骨に日光を当ててご機嫌になる

背骨は、身体の中心であり、大きなアンテナのようなものです。

人間には太古の昔、尻尾《しっぽ》がありました。

その名残《なご》りが背骨の一番下にくっついている「尾てい骨《び》」です。

尻尾の役割は、危険の察知。猫も猿もトカゲも、目に見えない危険を尻尾で察知しているのです。だから動物たちは尻尾を触られることを嫌います。

人は安全な暮らしをするようになり、必要性を失ったため、尻尾は退化しました。けれど実は、その〝感覚〟だけは残っているのです。例えば、不気味な気配を感じたときに、背中がゾクッとした経験、一度はありますよね？

そのときの、背骨が下にグッと引っ張られるような感覚は、まさに尻尾が危険を察知した感覚なのです。

背骨には、目に見えない微弱なエネルギーの変化をキャッチする働きがあります。ですから、人体に有益な周波数を背骨に当ててあげると、それに呼応して、身体全体の調子が整えられていくのです。

良い周波数をキャッチしたときは、頭頂《とうちょう》から天に伸びる糸で、クイッと引き上げられるような感覚になり、視界も明るくなります。

そこでおすすめしたい習慣が、天気の良い日に、背中に日光を浴びること。

それだけで全身がぽかぽかと温かくなって、気持ちいい感覚に包まれます。

日光は、生命エネルギーの根源。そこには紫外線から遠赤外線まで、さまざまな周波数の光が含まれています。その中で、生命を育《はぐく》む重要な働きをしているのが、約8〜14ミクロンの波長を有する光で、「育成光線」と呼ばれています。

人体は生体電流という微弱な電気信号によって、あらゆる機能がコントロールされていますが、この生体電流に近い波長が育成光線なのです。

現代は、どこもかしこも電磁波に溢れていて、人はそこにいるだけで、本来の生体内の電気信号を狂わされてしまいます。

それにより、身体は不調になり、思考もネガティブになりやすいのです。その無自覚のうちに受けている悪影響をリセットするには、育成光線にあたることがベストなのです。

背骨に日光を浴びることで、体内の周波数を調整する。すると、おのずと心身のバランスが整い、ネガティブな思考すらリセットすることができます。

ちなみに育成光線は、人の掌《てのひら》からも出ています。

ですから、元気になってほしい相手がいたら、背骨に沿って、優しく手でさすってあげると良いでしょう。ただし、見返りを求めず、結果は神様にお預けする気持ちで。

ただただ相手の身体がゆるみ、心が明るくなり、幸せになった姿をイメージしながら。するとその真っすぐな愛念もその人の背骨に響き、奥深いところへ届くのです。

14. 肛門《こうもん》をしめて姿勢を整える

身体のゆがみは、見た目にも露骨に表われます。

それに、身体がゆがんでいると、一部の筋肉や関節だけに過剰に負担がかかり、首、肩、腰、膝などの痛み、さらには血行不良による頭痛、冷え性、生理不順など、あらゆる不調に繋がりかねません。

ですから、姿勢を整えることは、思いのほか大事なのです。

ところが、ほとんどの人は、自分の身体のゆがみに気がついていません。その証拠に、自分では真っすぐに立っているつもりでも、その姿を写真に撮って見てみると、たいてい左右非対称になっていたり、前後どちらかにズレていたりします。

ではどうすれば、ゆがみを解消して、美しい姿勢を手に入れることができるのでしょうか。そこでヒントになるのが、コマの動きです。

コマがうまく回転しているときは、軸はぶれずに、正しい位置で均等な力をかけながら、美しく、ずっと回り続けることができますよね。けれど、軸がぶれていると、中心に力が入らず、すぐにバランスを崩して止まってしまいます。

人も中心軸が定まると、ムダな力を使わずに、美しく立つことができるのです。身体の軸を定める最も簡単な方法が、「肛門をしめる」ことです。

試しに今、肛門を「ギュッ」と締めてみてください。

すると、どうでしょう。おしり、太もも、腹筋などが使われ、しぜんと背筋が真っすぐになるのを感じませんか？

おしりの肛門括約筋《かつやくきん》を締《し》めると、股関節《こかんせつ》が正常な位置に戻り、おのずと、プロポーションが美しくなるのです。そして、血の巡りが良くなり、自律神経やホルモンのバランスも整います。さらには、骨盤底筋を鍛えることになるので、便秘や生理痛の予防など、女性にとってはありがたい効果も期待できます。

実は肛門というのは、武術や気功の世界でも、非常に重要視されるところ。ちょうど肛門と臍《へそ》の中間あたりには、丹田《たんでん》という〝気〟の集まるスポットがあります。

どれだけ丹田に気を凝結《ぎょうけつ》させるかが、全身の活力を大きく左右するのですが、肛門がゆるんでいると、そこから「ぷすー〜っ」と、気が漏《も》れていってしまうのです。

便秘になると、なんとなく身体に力が入らないのは、それが理由なのです。

ですから、肛門を意識的に締めるだけで、姿勢が整うのみならず、身体じゅうに活力がみなぎり、生きる姿勢までもが糺《ただ》されるのです。〝肛門様様〟ですね。

ちなみに、神社で神様に願いを届けたいとき、日頃、誰かの幸せを祈るときも、肛門を締めて、気を凝結してそれを眉間にグッと集め天に投げるのがポイントです。

すると、祈りの貫徹力がまるで変わります。

第3章

身体と心がゆるむボディワーク

幸せで健康な身体を作るボディワークとは？

整体やマッサージを受けると、身体の痛みや、つかえが、一瞬にして消えることがあります。

それはとてもありがたいことなのですが、それよりも遥《はる》かに大切なことは、「自分で自分の身体の声を聞いて、セルフケアできるようになること」です。

いくら整体で元気になっても、日常の身のこなしが変わらなければ、結局はまた身体がツラくなって、そのたびに整体院に駆け込まなければならないからです。

では、どうすれば身体の声が聞こえるようになるのでしょう？

まずやるべきことは、自分の身体の現状を知ることです。

そもそも、人の身体というのは、一つの〝塊《かたまり》〟であるかのように見られがちですが、実際はそうではありません。

全身には約２００の骨があり、それに守られるように各臓器が存在して、その間を約

600の筋肉が繋ぎ留めています。つまり、塊というよりも、操《あやつ》り人形のようにバラバラのパーツがかろうじて繋がっている、ふにゃふにゃの存在。それが本来の身体です。けれど、ふにゃふにゃのままでは、運動をしたり、仕事をしたり、活発に動くことはできませんから、人は状況に応じて身体を「固める」、「ゆるめる」という二つの方向性を使い分けています。その調整をしているのが自律神経です。

＊「固める」働きをするのが、交感神経

交感神経が働くと、筋肉は緊張し、グッと縮まり固くなります。何かに集中するとき、活発に動くときに必要な働きです。

＊「ゆるめる」働きをするのが、副交感神経

副交感神経が働くと、筋肉はゆるみ、脱力して柔らかくなります。リラックスするとき、休息するときに必要な働きです。

正常な身体とは、この二つの方向性を上手に使い分けられている状態のことです。ところが、現代人のほとんどは、このバランスがうまく調整できない身体になってしまっていて、固まりきっているという、危機的な状況にあるのです。

身体の調子が悪くなる場合、その原因は、だいたい二つ。

ある部位を「使いすぎ」か「使わなさすぎ」のどちらかによって、身体の一部が固くなり、血液や気の流れが滞《とどこお》っているのです。

その状態が続くと、どうなるか?

いくら寝ても疲れがとれない。

気、血液、リンパの巡りが悪くなり、慢性的に身体が冷える。

免疫が低下し、病気になりやすくなる。

脳が休まらず考え事をしてしまい、リラックスできない。

ストレスがたまり、常にイライラしてしまう。


さらに進行すると、自律神経失調症や、ひいては鬱にもなりかねません。

ですから、**自分の身体の状態をよく感じとって、ちょっと偏《かたよ》ったら糺《ただ》す。**

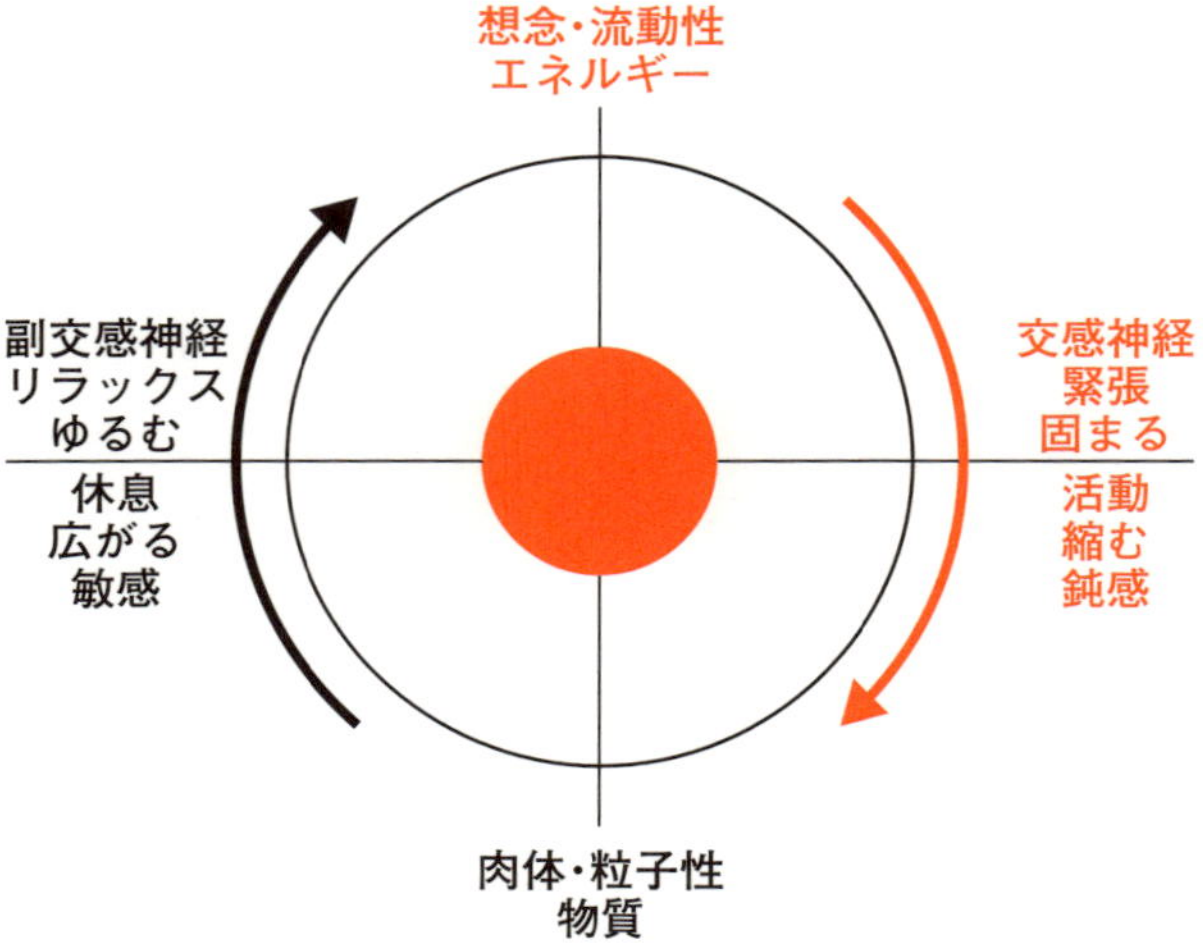

固くなったらゆるませる。その調整をこまめに繰り返すことが大切なのです。

ここからは、身体を調整するためにおすすめのボディワークを紹介します。

ボディワークの主な目的は二つ。

1. 使い過ぎた筋肉を休ませてあげること
2. 使っていない筋肉を動かしてあげること

ぜひ、あなたの日常に取り入れやすいワークや、「気持ちいいな」と感じるワークから、実践してみてください。

簡単にできるものばかりですので、毎日のちょっとしたスキマ時間でも行うことができます。

1日に何度かやってみるだけで、身体の疲れ方がぜんぜん違ったり、動きが軽快になったり、想像以上の効果を実感していただけるはず。

そして、習慣化するほど身体は元気になり、パワースポット化して、あなたの魅力が発揮されていくでしょう。

COLUMN

三首《さんくび》を温めて病気知らずになる

寒い時期は、風邪をひいたり、血行が悪くなったり、肩こり、腰痛、頭痛が起きたり、体調を崩しがちになります。そんなときは特に、三つの「首」を温めることを意識してみましょう。

三つの首とは、「首」「手首」「足首」のこと。

最近のファッションは、この三首の部分がむき出しになっているデザインの服が多いですよね。実は、ここを冷やしていることが、ありとあらゆる不調の原因になっていることが多いのです。三首は、身体の中でも細くて、皮膚が薄いところ。にもかかわらず、太い動脈が通っているため外気から冷えの影響をモロに受けやすいのです。

そこで冷やされた血液は体中を巡り、全身を冷やします。冷えると身体は固くなり、血流も悪くなって、足がむくんだり、免疫力が低下してしまうのです。

そして、冷えを感じながらも対策をとることなく過ごしていると、冷えはどんどん〝蓄積〟されていきます。蓄積された冷えは、次の季節になっても身体に悪影響を残しますから、春夏秋冬、いつも三首を冷やさないように心がけることが重要なのです。厚着をしなくても、三首を温めてあげるだけで、とても効率よく身体を温めることができます。

実際にやってみると、血行も良くなり、身体がぽかぽかしてくるのを感じるでしょう。

ネックウォーマー、リストバンド、レッグウォーマーなどがあれば理想ですが、なくても少し袖の長い服で手首の部分を守ってあげたり、ストールを巻いて首を保護するだけでも十分効果は実感できます。

三首の中でも最も大切なのが首（頸椎《けいつい》）です。

首は、脳から全身に向かう神経や血管が集まる極めて重要な部位ですが、常に6～8kgもある頭を支え続けていて、相当な負担がかかっています。そこを少し温めて、ゆるめてあげるだけで、全身のコンディションが整うのです。また、就寝時に首を温めれば、眠りの質も向上します。

三首を温め、全身の血行がよくなると、美肌効果、免疫力アップ、疲労回復、脂肪燃焼、首・肩こり改善、頭痛改善など、その恩恵は計り知れません。

そして、身体を温かく保っておくと、ボディワークの効果も一層高まります。ぜひ三首を温めることを日常に取り入れつつ、これからご紹介するボディワークを実践してみましょう。

次ページからの実践ワークを日常生活に積極的に取り入れていこう！

ゆるめる

01

肋《ろっ》骨《こつ》を抱きしめて呼吸する

長時間のデスクワークは胸郭《きょうかく》が狭くなるため、おのずと呼吸が浅くなる。疲労を感じたら数回行なうだけでも呼吸が変わる。

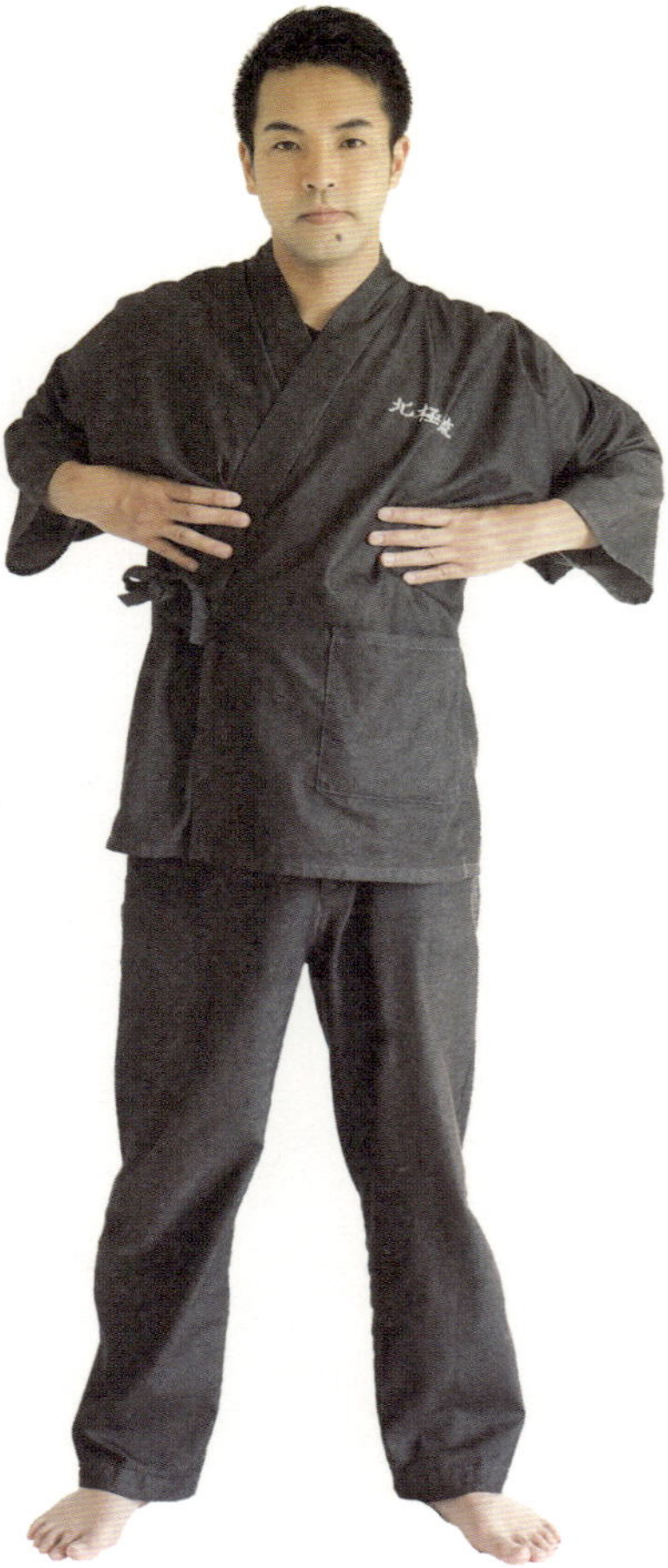

1　足を肩幅に開き、直立の姿勢で立ち、4本の指を肋骨の下に添える。

吸う

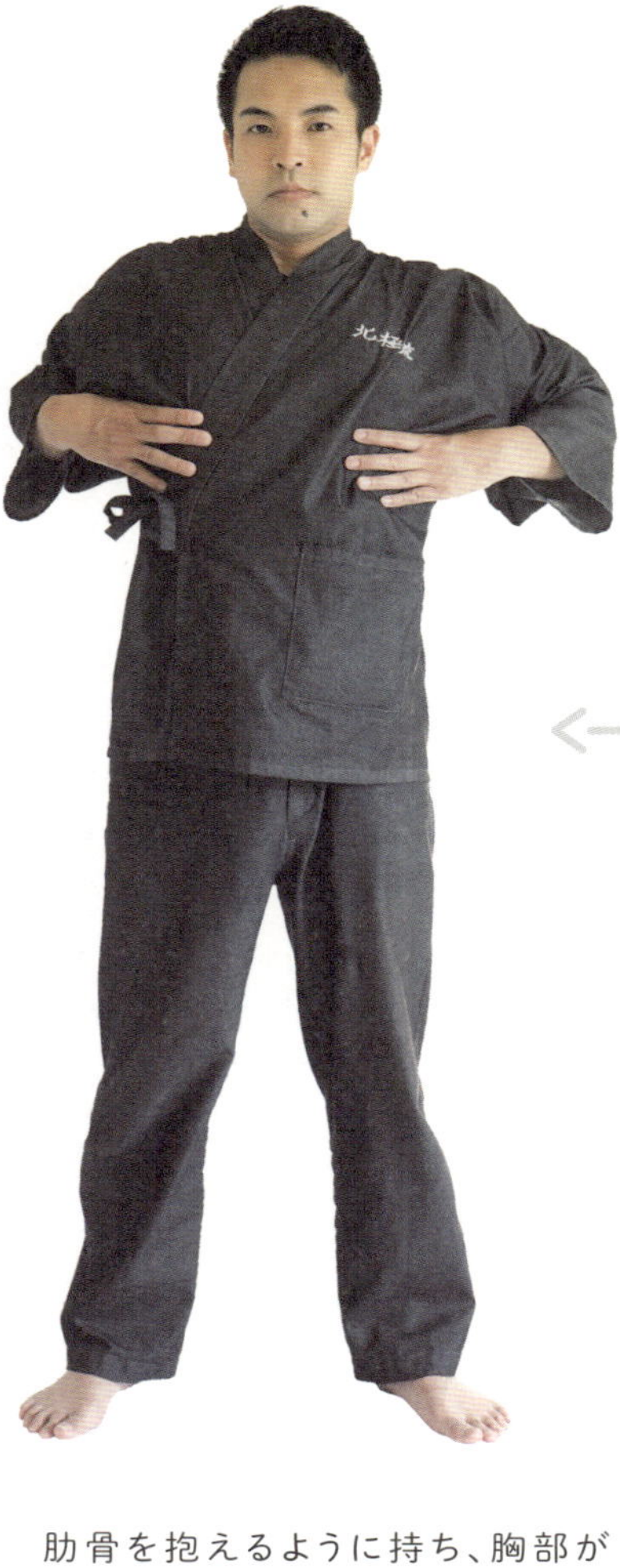

2 肋骨を抱えるように持ち、胸部が広がるのを感じながら息を深く吸う。

吐く

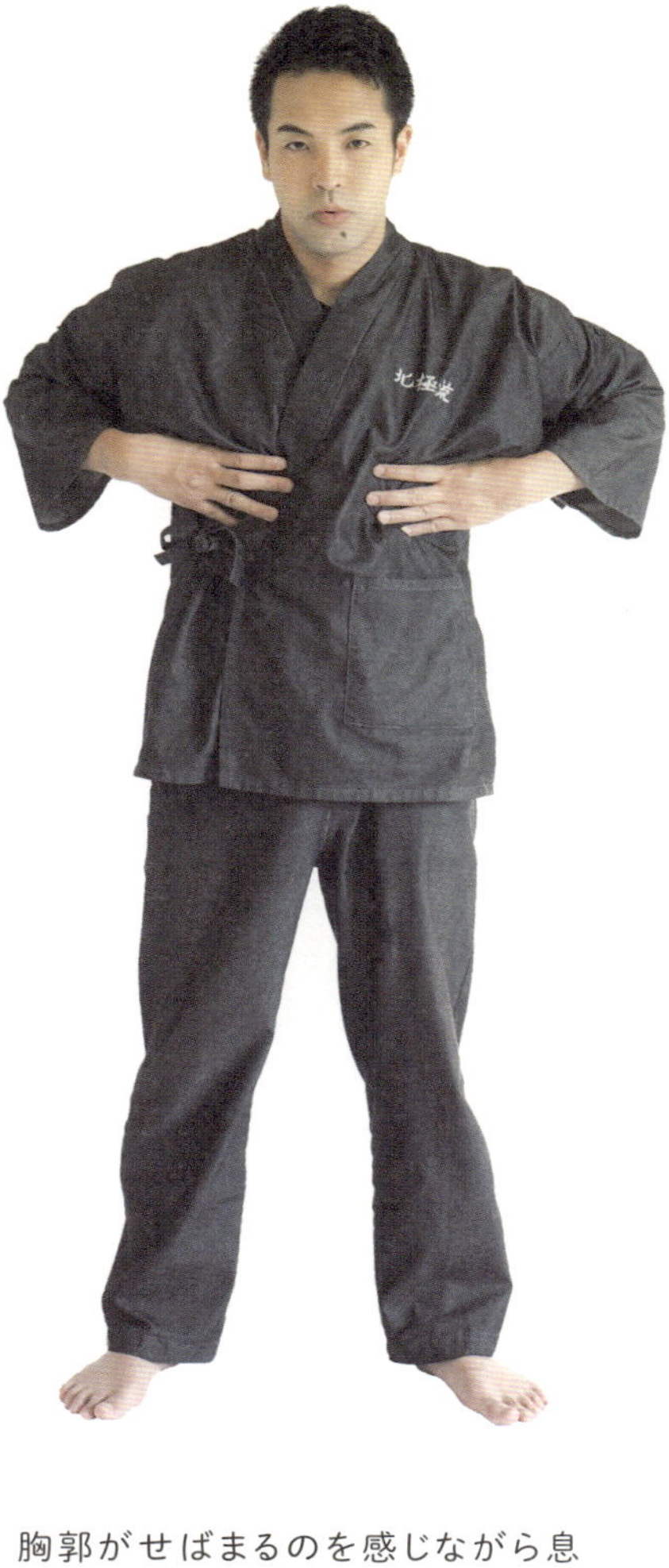

3 胸郭がせばまるのを感じながら息を吐く。この動作になれると意識するだけで、深い呼吸になっていく。

のばす

02

あごを引いて足から歩く

前かがみの動作は、首・背・腰に大きな負担を与えてしまう。あごを正常な位置に戻して歩くことで、余計な負荷がかからず、バランスのとれた体型に整う。

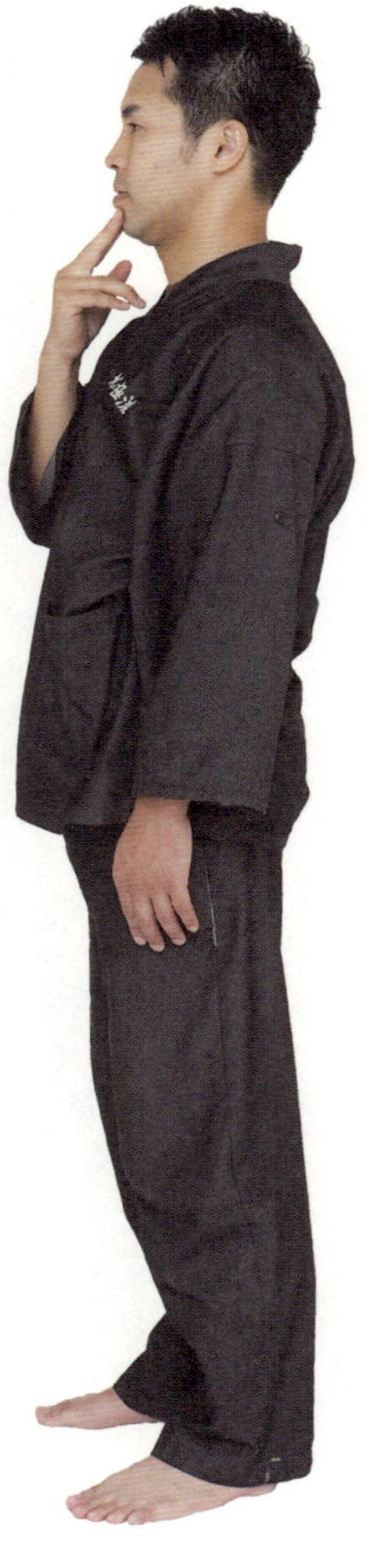

1　背骨の上に頭が乗るようなイメージで少し胸を張る。あごを人さし指で押さえて首を背骨の上の位置に戻す。

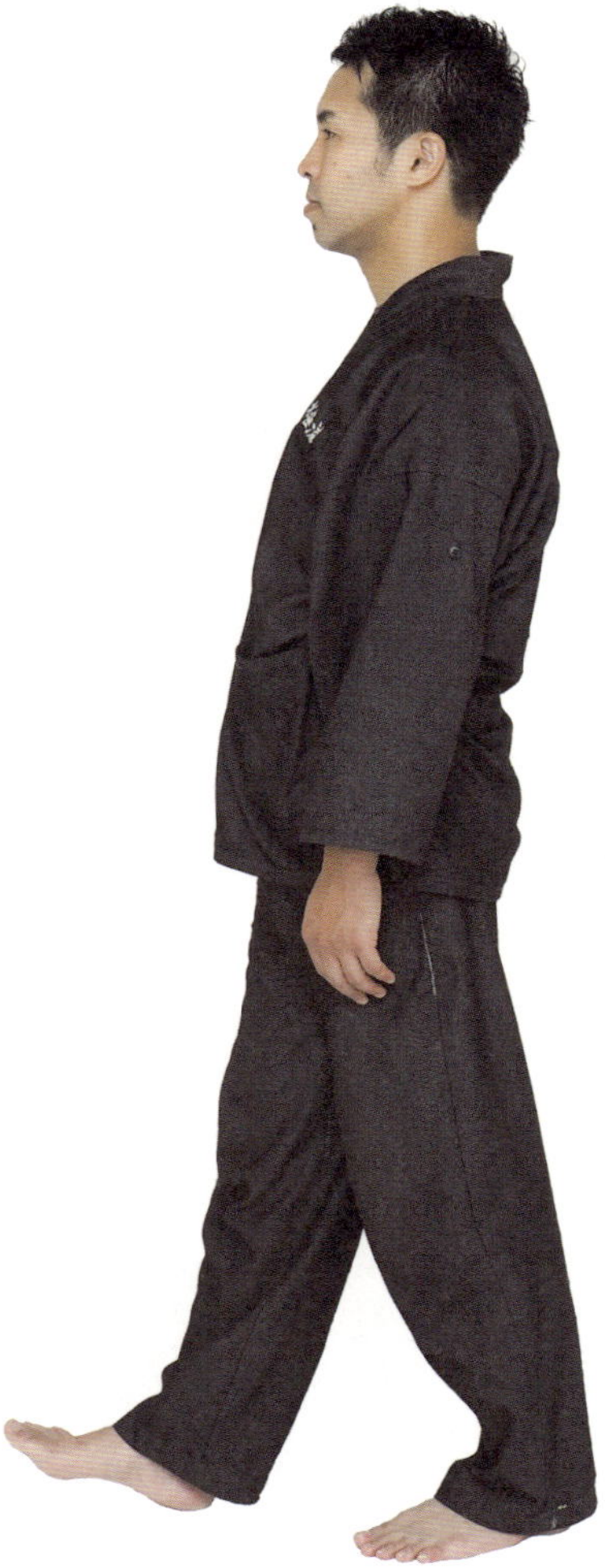

ポイント

前のめりのときは、足よりも頭が先に出ているとき。普段から歩きはじめにクセをつけると、疲労度が変わってきます。

×

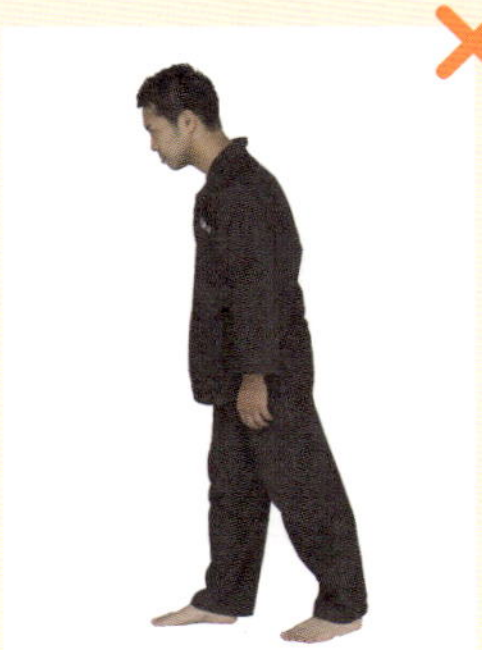

2 肩幅と同じくらいの歩幅でしっかりとかかとからつけて歩く。

ほぐす

03

両肩をねじる

緊張した筋肉を休ませるための深部の動作。肩甲骨《けんこうこつ》を上げて、股《また》を大きく開くことで上半身の重みを軽減。血行が促進される。

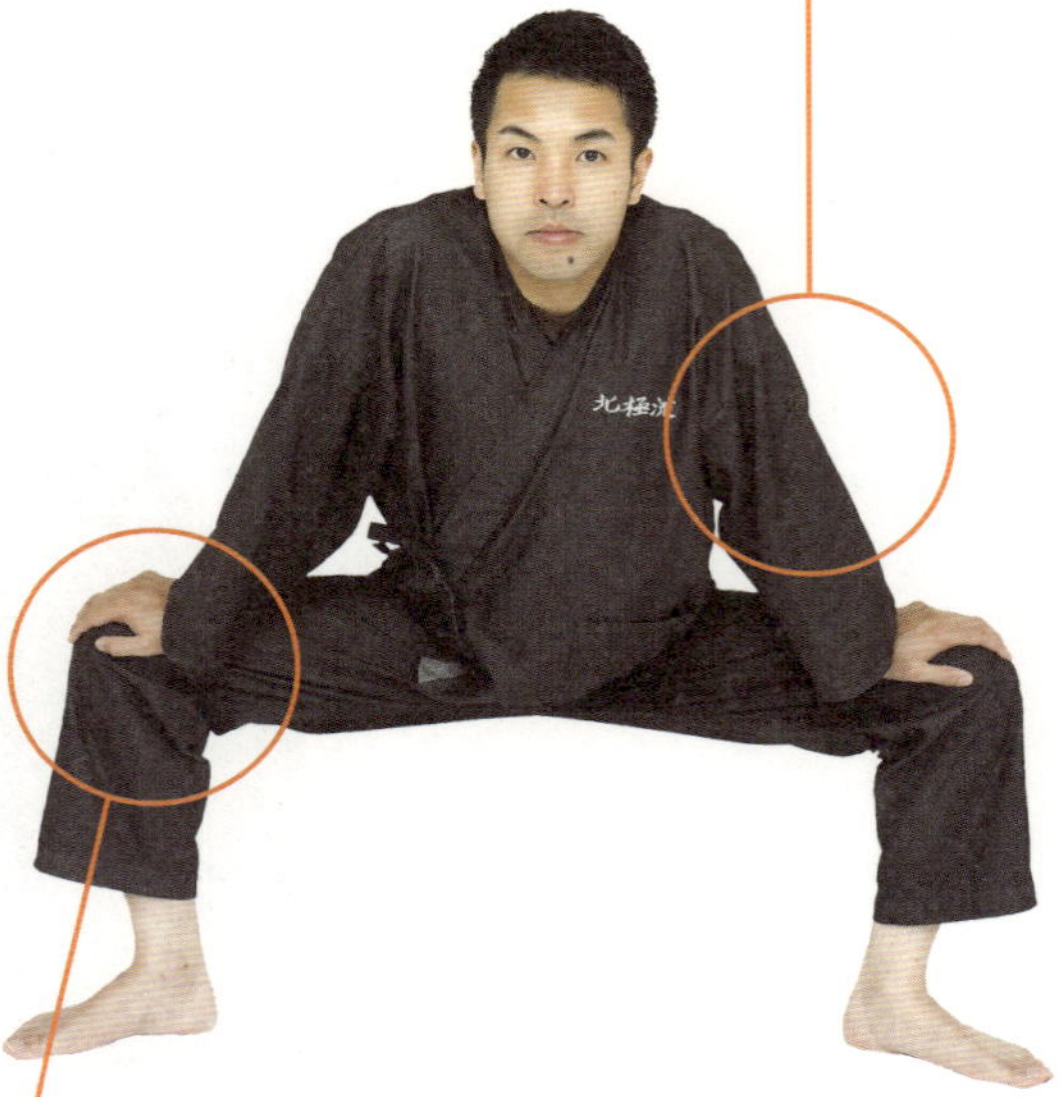

1 両足を肩幅よりも大きく開き、両腕をつっぱりながら、そのままスライドさせていく。

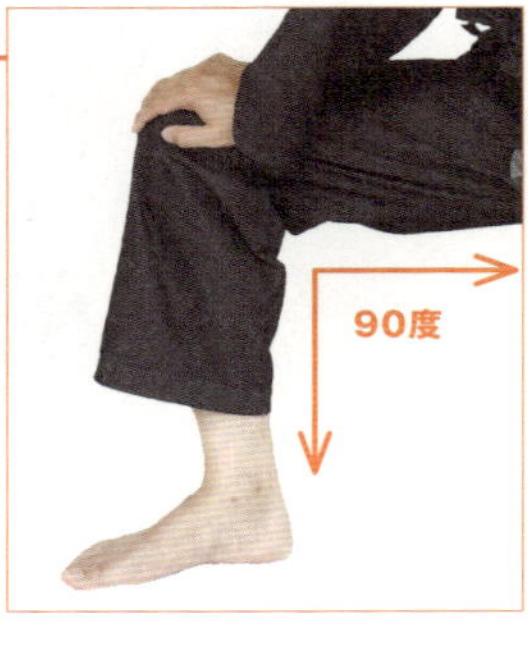

足を90度に曲げて、上半身の重みを骨格で支えるようにすると良いでしょう。

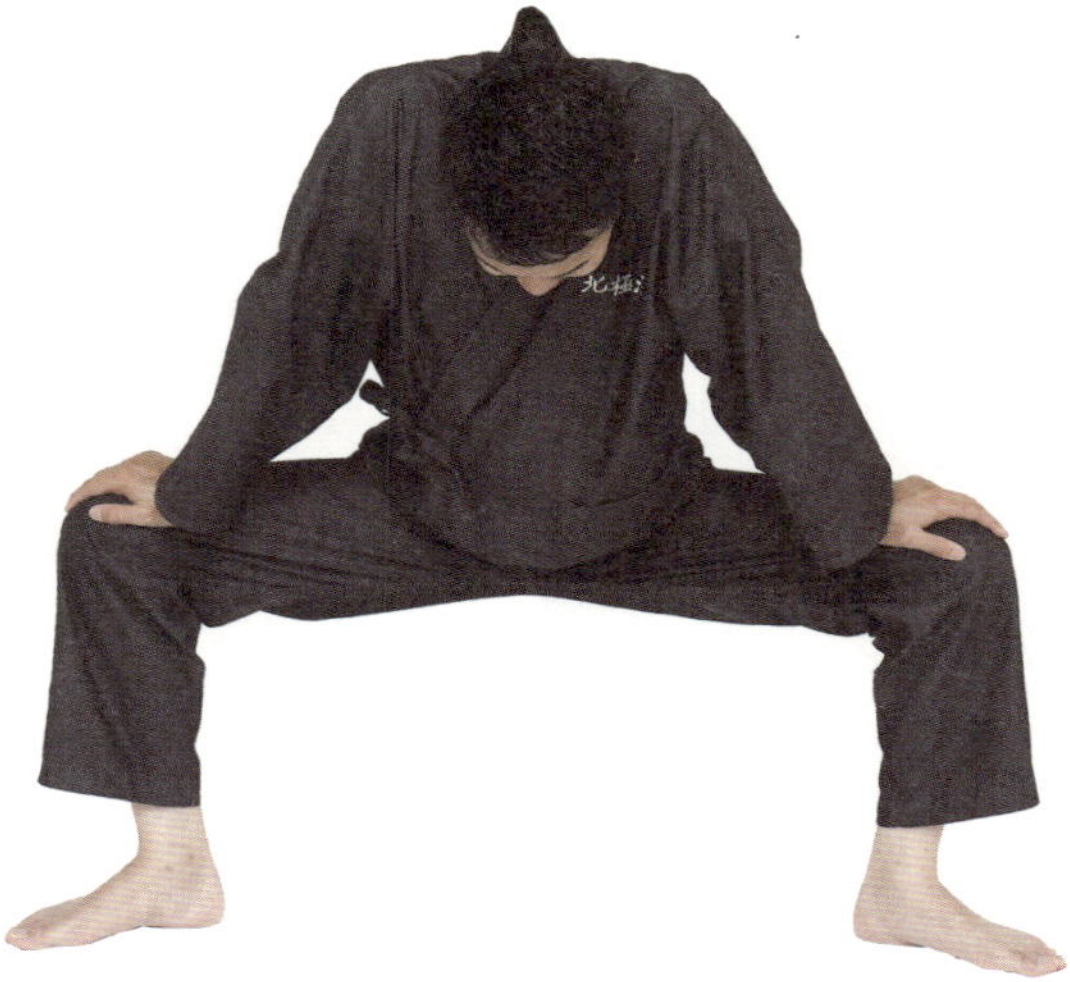

2 肩甲骨の力を抜いて、肩が上がるように首は脱力させる。普段支えている頭の重さの疲れをとる。

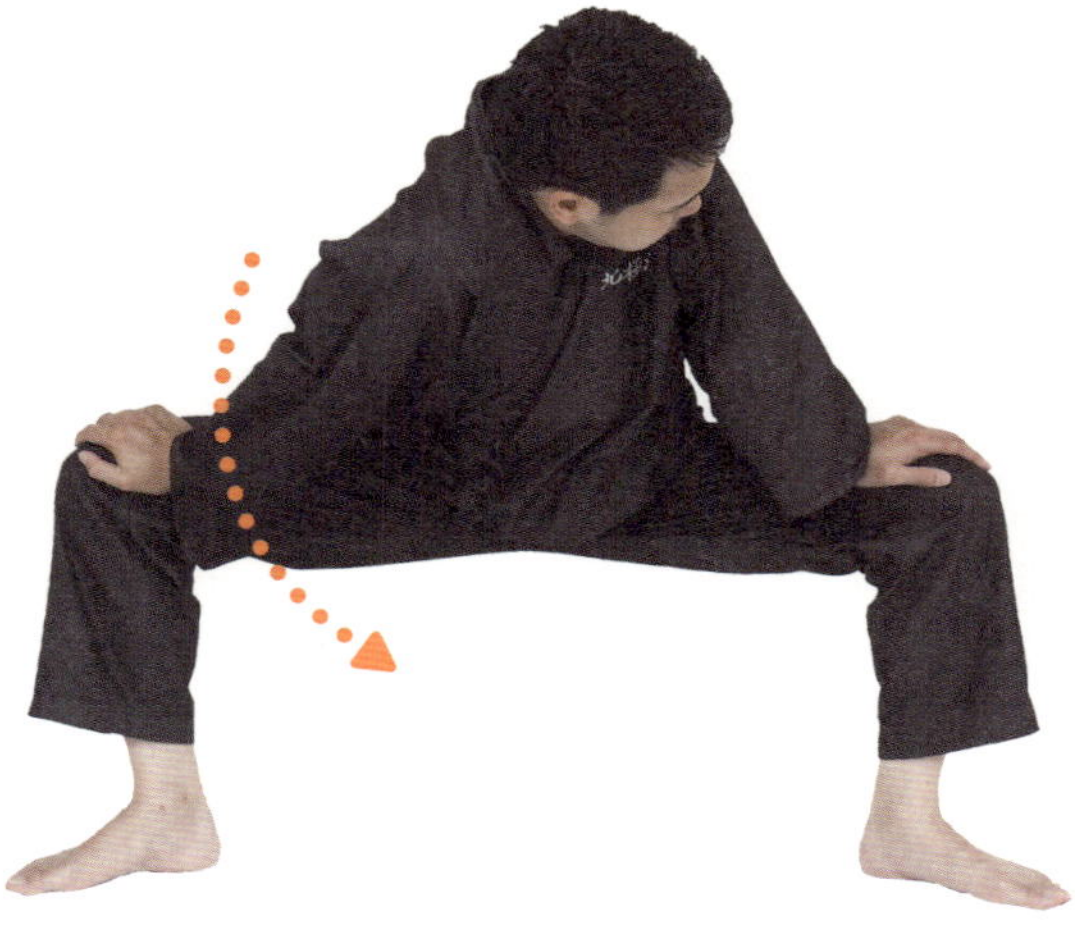

3 右肩を前に入れてねじる。反対側も同じように行なう。左右交互に繰り返す。

ゆるめる

04 手を挙げて降ろす

全身の筋肉は無意識のうちに緊張している。緊張状態が続くと身体に負担がかかり、疲れやすくなる。仕事の後に行なえば身体がゆるみ、リラックスできる。

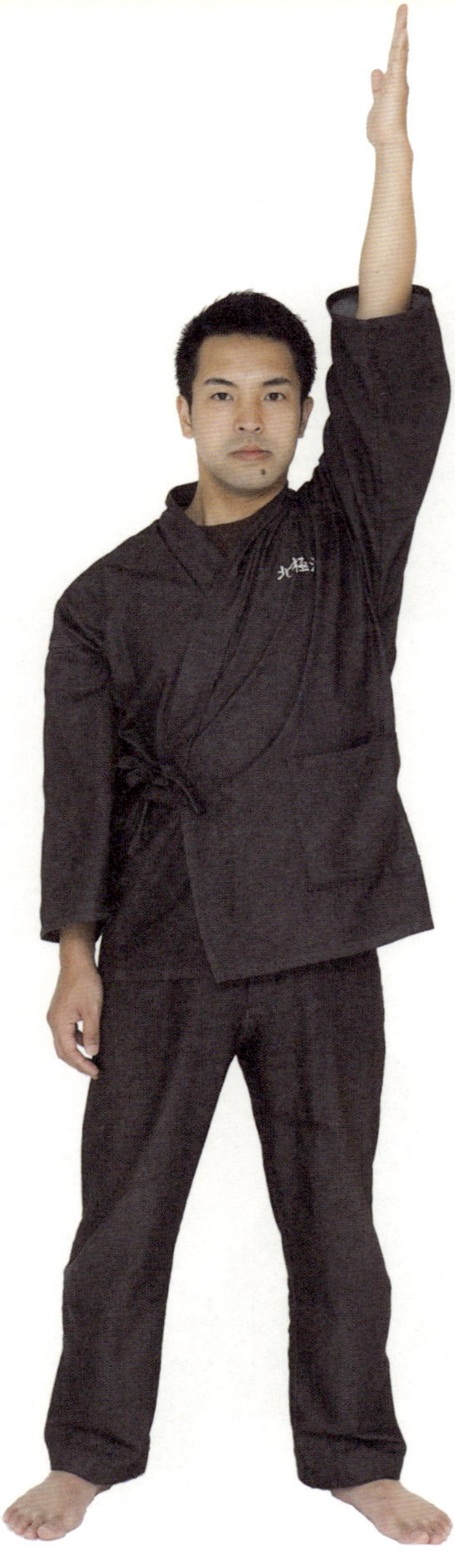

1 足を肩幅に開き、できるだけ上へ引っ張られるようなイメージでこれ以上ないくらい腕を伸ばしていく。

吐く

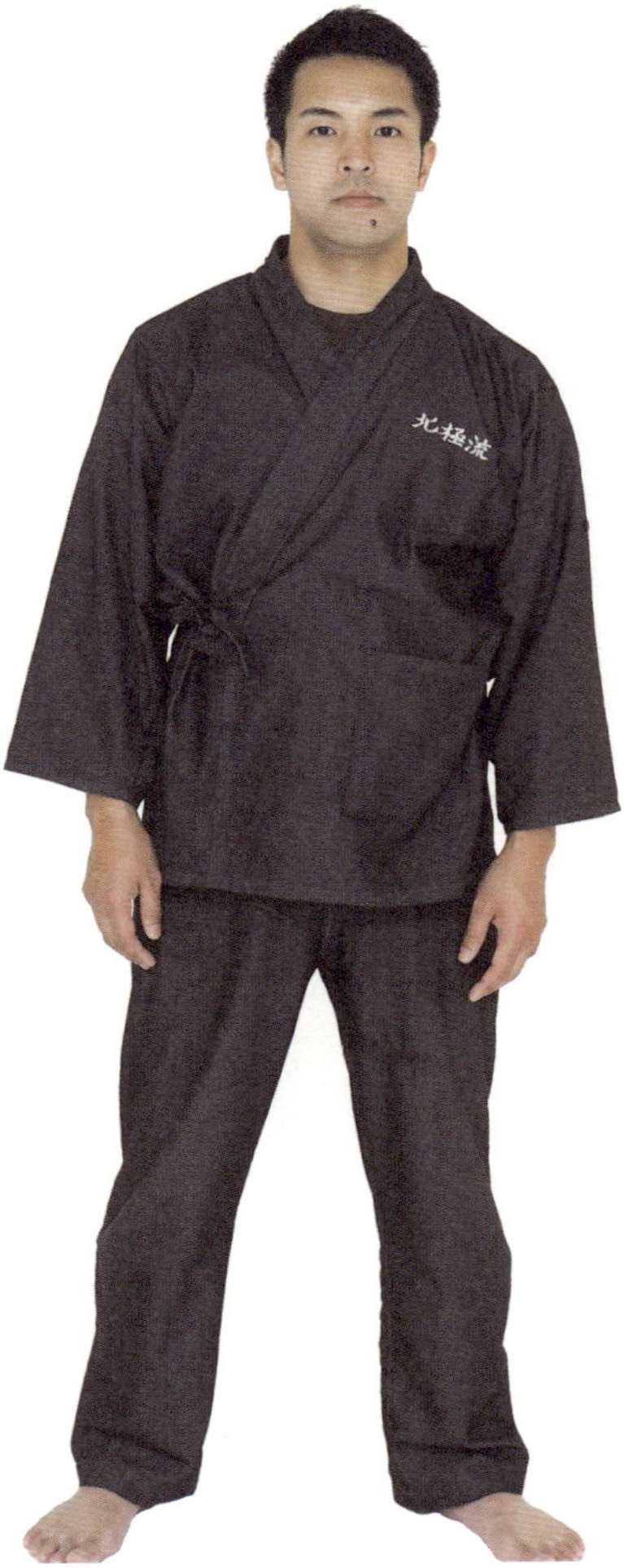

2 タコ糸が切れたように、一気に脱力し、腕を振り下ろす。このとき、腕が途中で止まる場合は身体が緊張している証拠。繰り返し行ない、無意識の力《りき》みをはずし、全身をゆるませよう。

ほぐす

05 身体を左右にふってねじる

身体を左右にふる動作は全身が一瞬でゆるむ。身体の軸が整うため、内臓の活性化や、肩こり、腰痛の改善が期待できる。

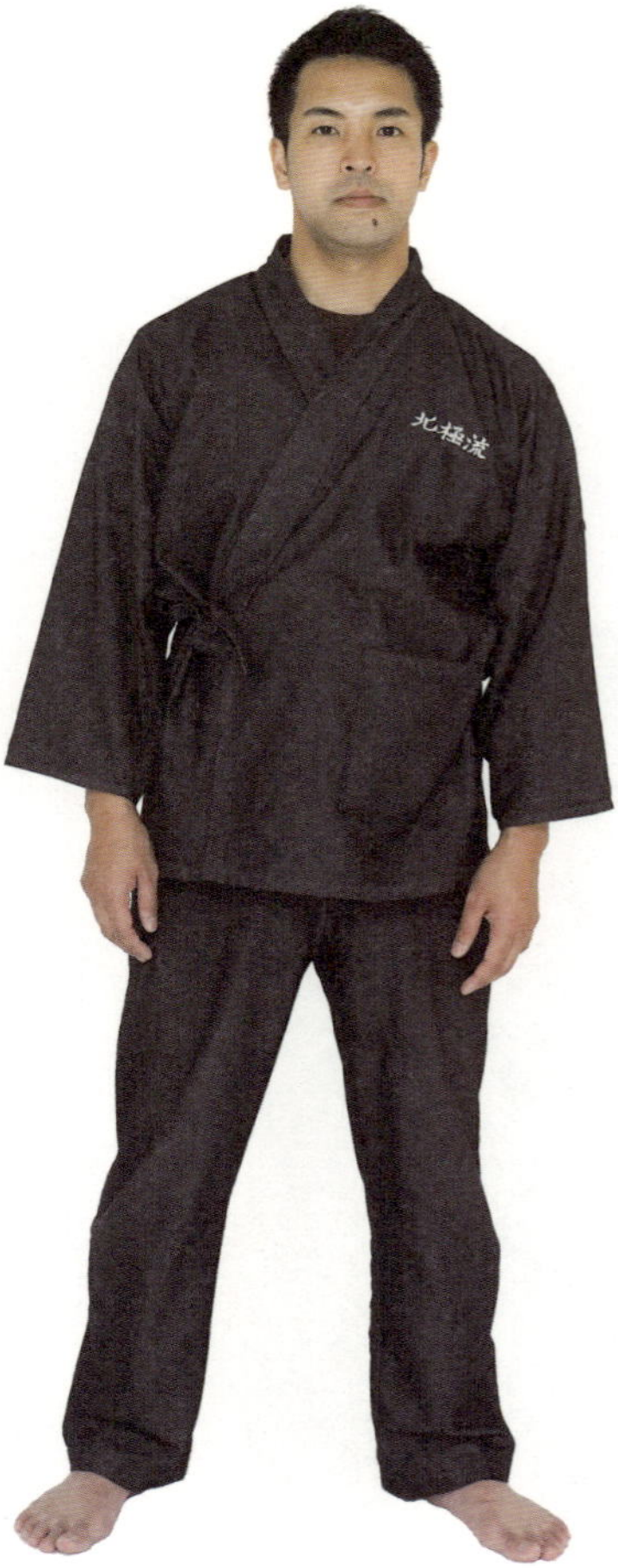

1 足を肩幅に開き、両腕は降ろしたまま、リラックスした状態で立つ。

ポイント

力は入れず、身体の軸だけ動かし、全身は脱力しましょう。繰り返すたびに脱力の感覚が深くなるようにしましょう。また、だんだんと速度を上げたり、腕を斜めに挙げたり、変化をつけてもいいでしょう。

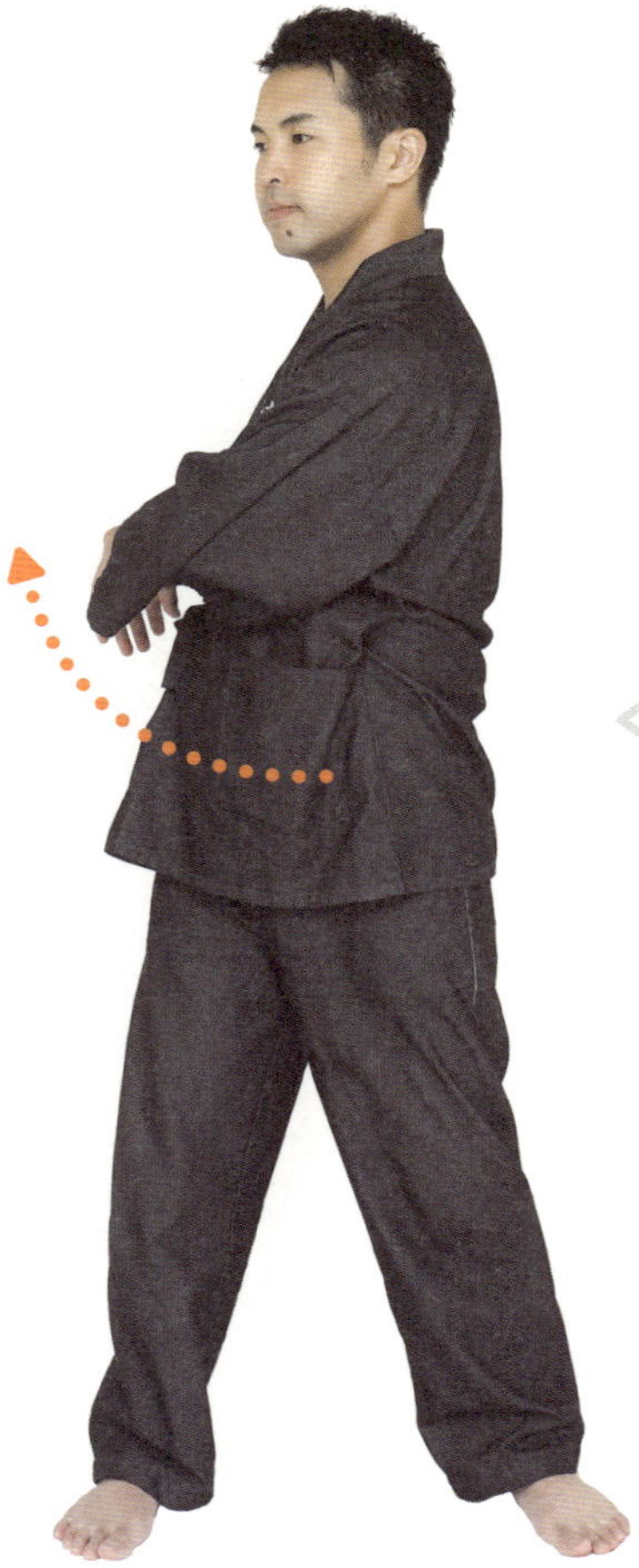

2 デンデン太鼓の要領で上半身を左にひねる。

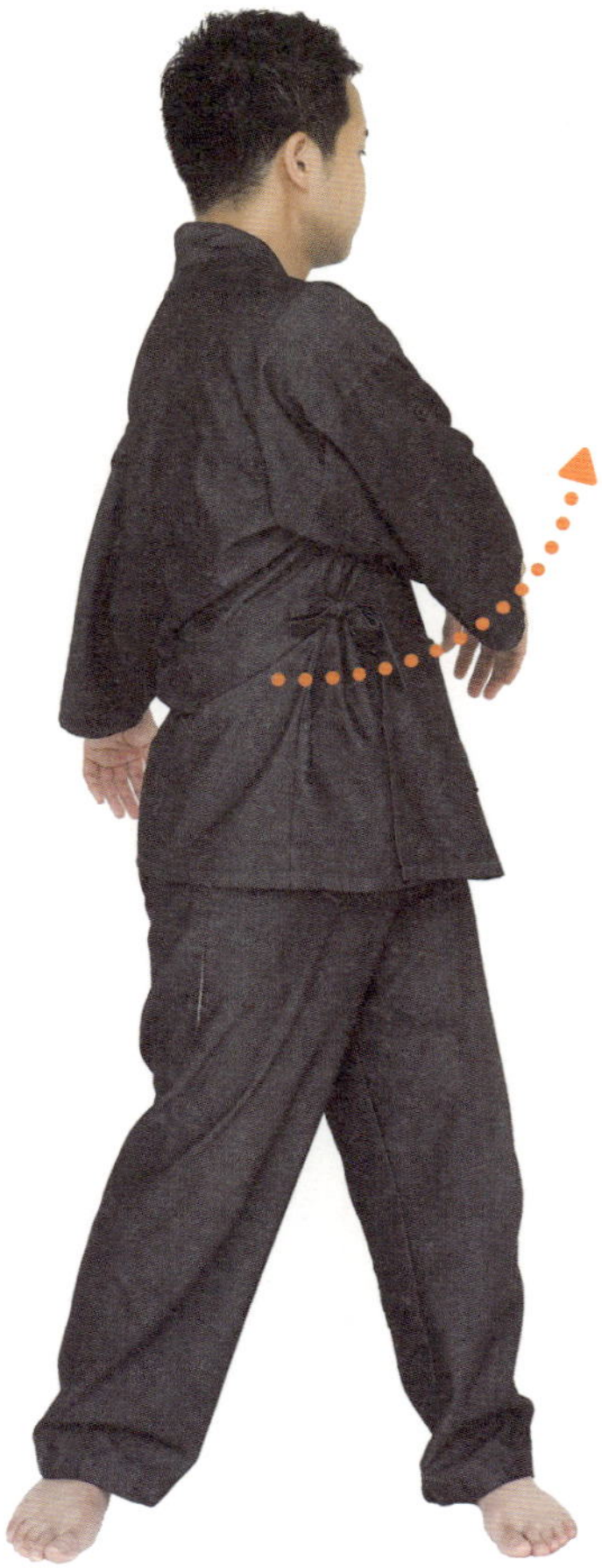

3 左にひねった反動を利用して、右にひねる。ひねるときの速さは自然に任せて行なう。

のばす

06 壁を背にして左右にねじる

壁で身体を支えることによって身体の動きが悪くなっている部分がわかりやすくなる。また上半身を中心にほぐすため肩こりも解消。

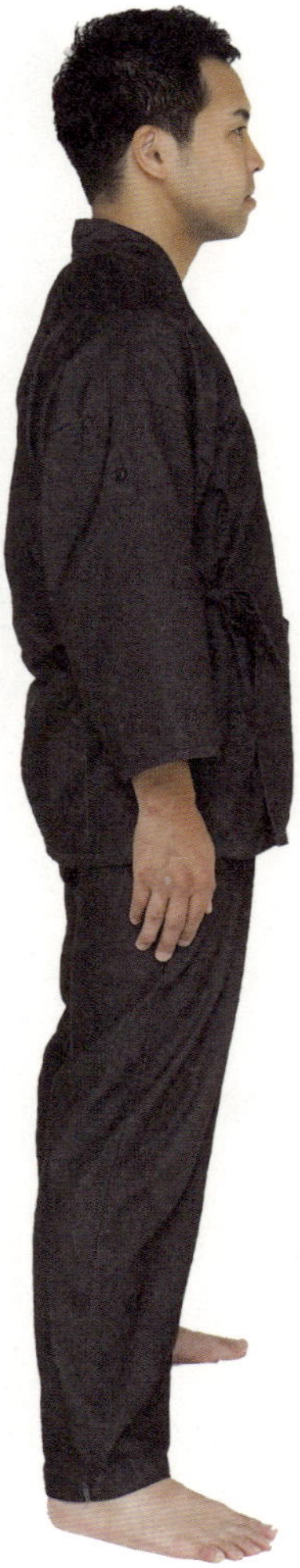

1 壁を背にして、肩幅に足を開き、リラックスした状態で立つ。

ポイント

身体の上半身を支えるため壁に手をつけながら行なうと、軸はぶれずにねじることができます。

壁の向こう側から誰かが押しているのを押し返すようなイメージで行なうと良いでしょう。

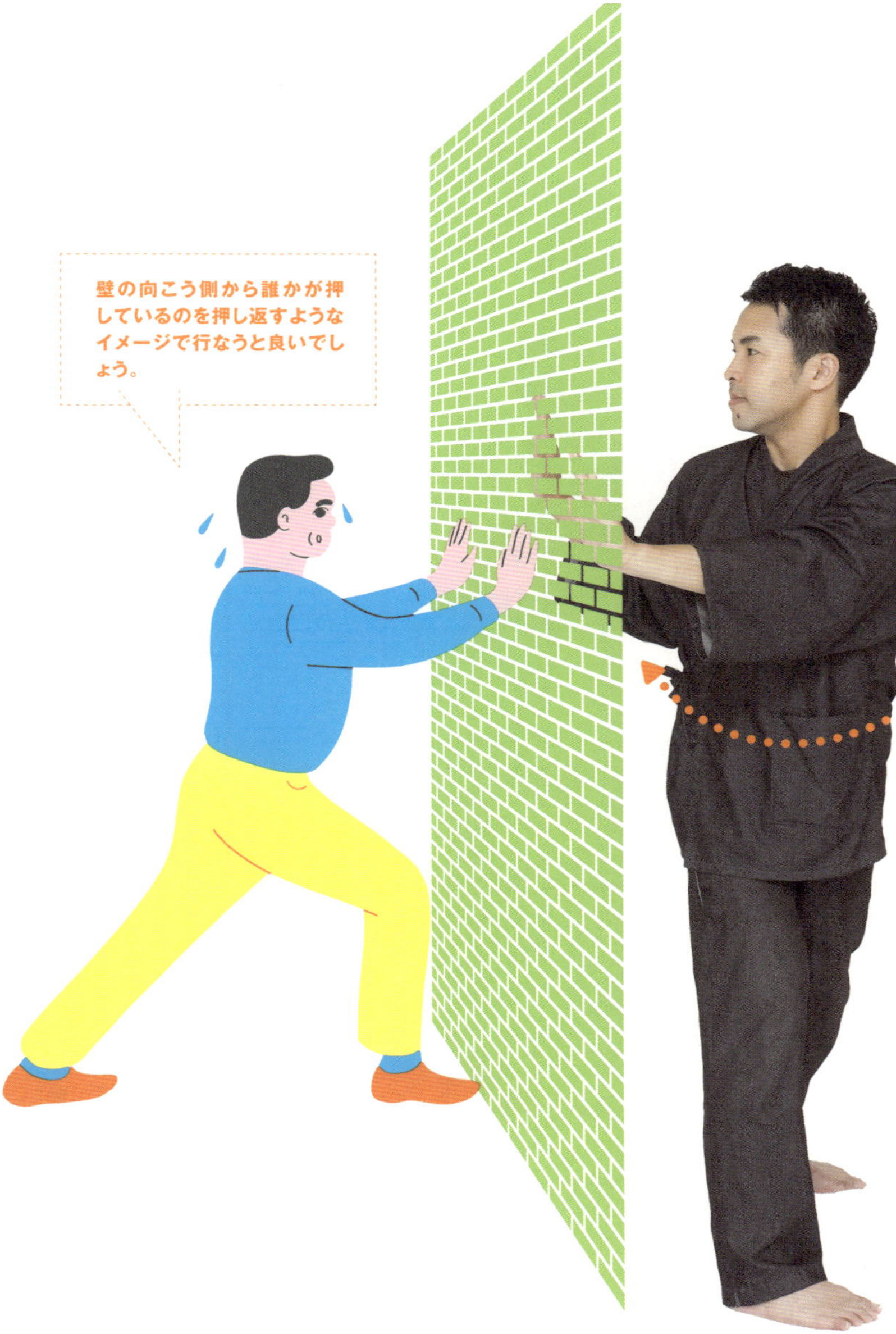

2 下半身は前方を向いたまま、背骨の中心を意識して壁に手をつけるまで上体をひねる。数回呼吸を繰り返し前に戻る。反対側も同様に行なう。

のばす

07 椅《い》子《す》に座って左右にねじる

左右1回
×3セット

座る姿勢は前かがみになりやすく、首・背中に重みがかかることで腰痛を誘発。椅子で上半身を固定し、ねじることで、姿勢をリセット。

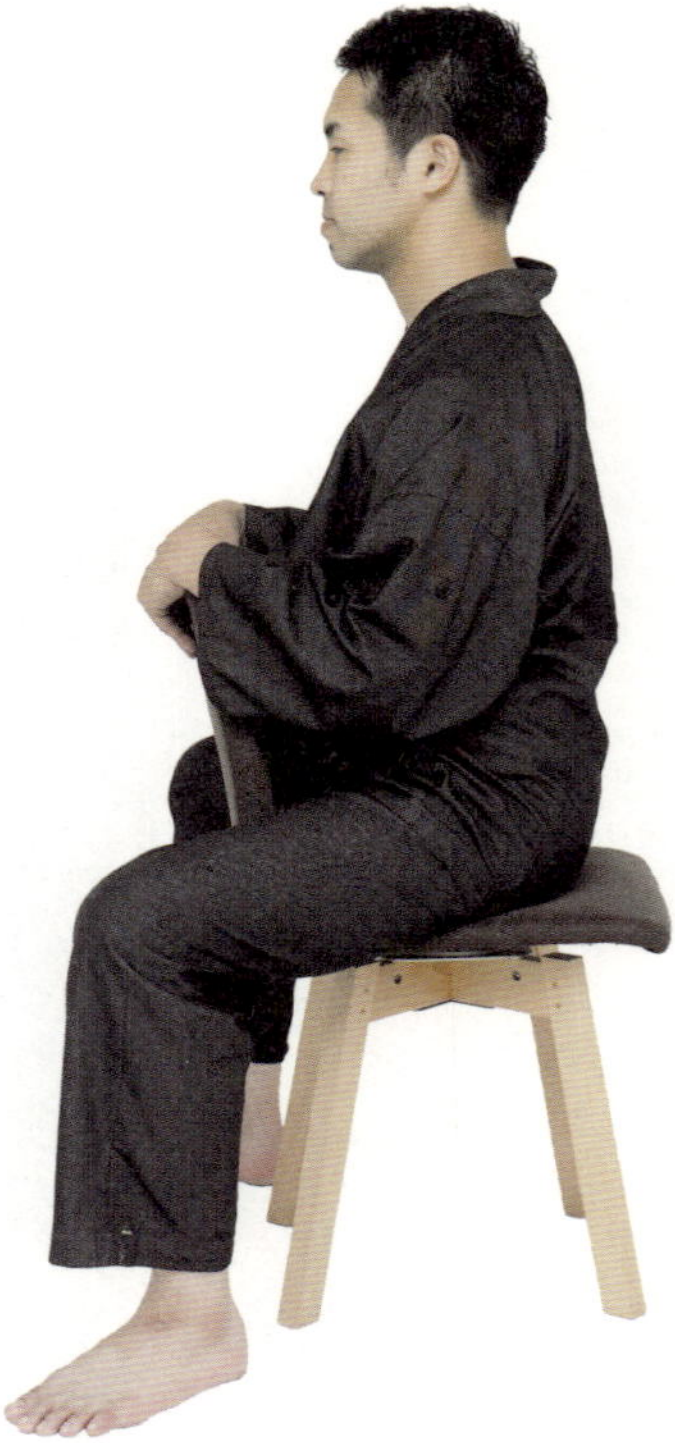

吸う

1 椅子の背もたれを前にしてリラックスした状態で座る。

バリエーション①

背中をのばすストレッチ

椅子の背もたれ側を前にして、上半身をあずけるように座ります。背中をのばすように前にぐっと倒していきます。背中を伸ばす姿勢になるため、悪い姿勢をリセットできます。

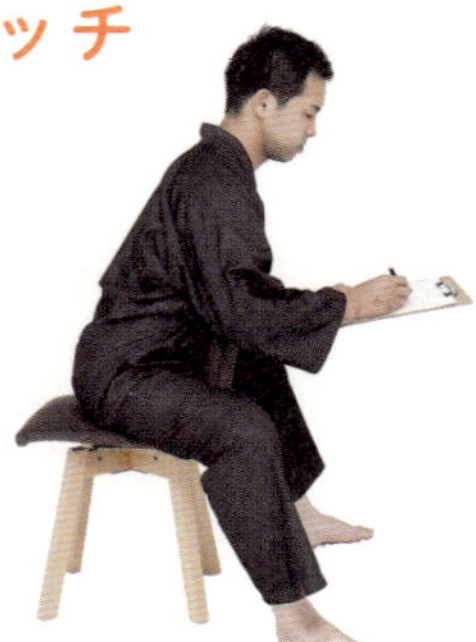

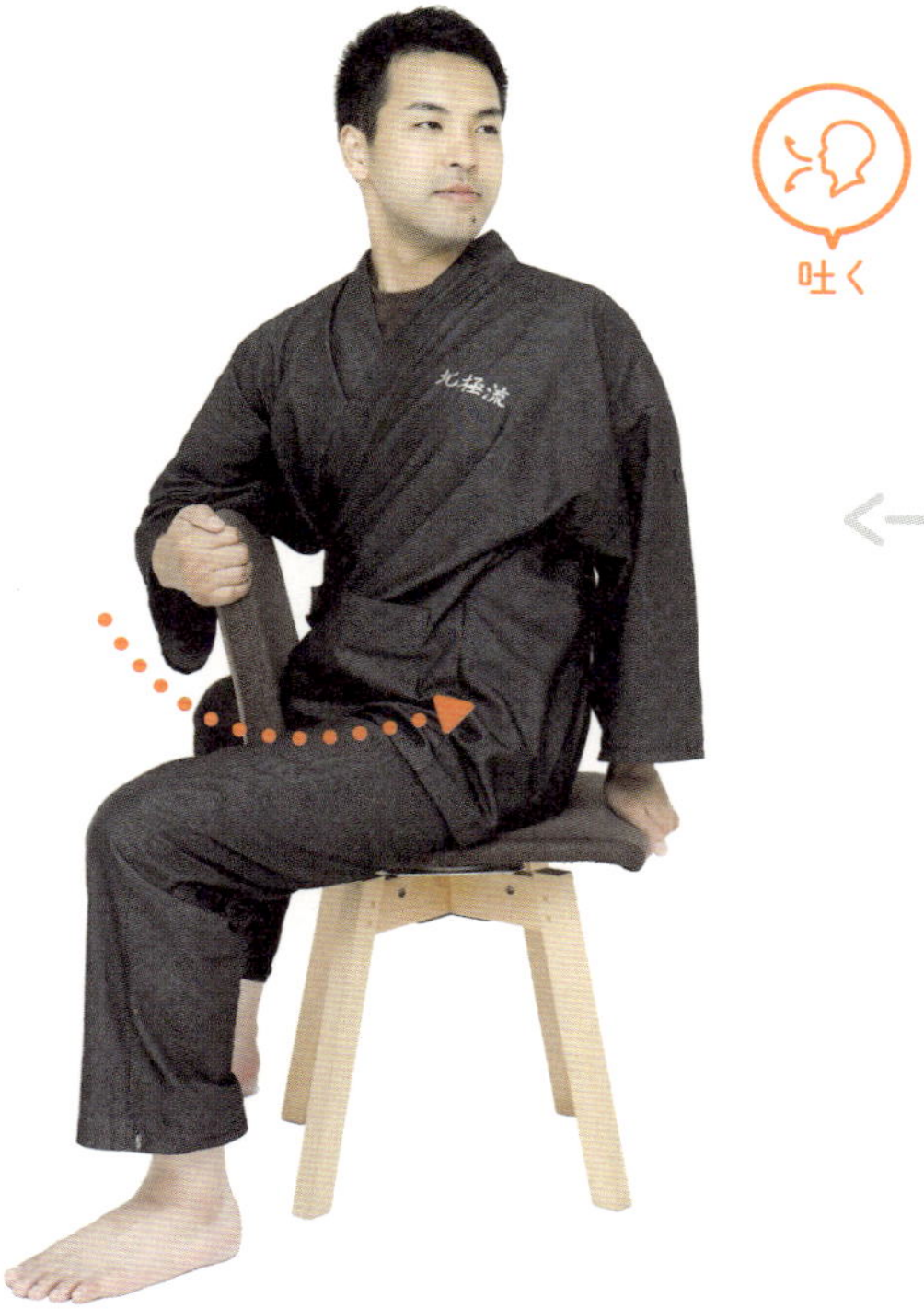

2 深く息を吸いながら、お尻が浮かないよう左側で背もたれをつかむ。後方をふり返るようにひねる。左右交互に行なう。

バリエーション②

肩まわりをのばすストレッチ

足を肩幅に開き、背もたれに両手をつきます。息を深く吸いながら、ゆっくりと前屈していきます。吐きながら、さらに頭を中に入れていきます。足を曲げてもOK。無理せず、自分の身体の気持ちいいところを見つけてみましょう。

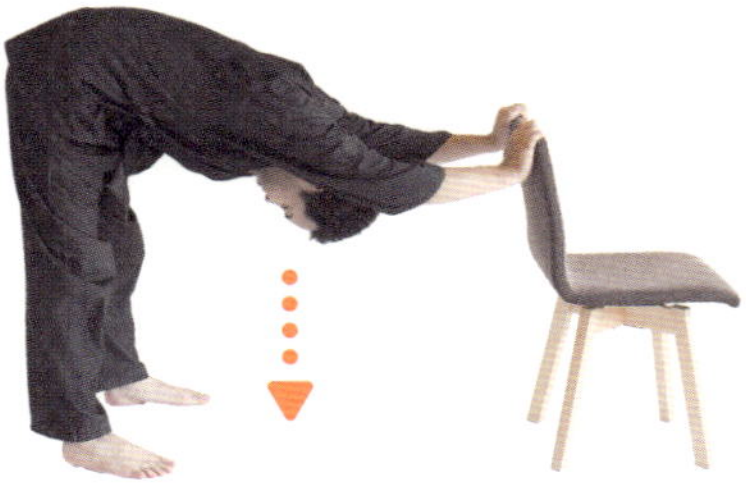

ゆるめる

08

四つん這《ば》いになって脱力する

四つん這いになると首、背中、腰が重みから解放され、身体全体がゆるむ。また全身の血の巡りも良くなる。

吸う

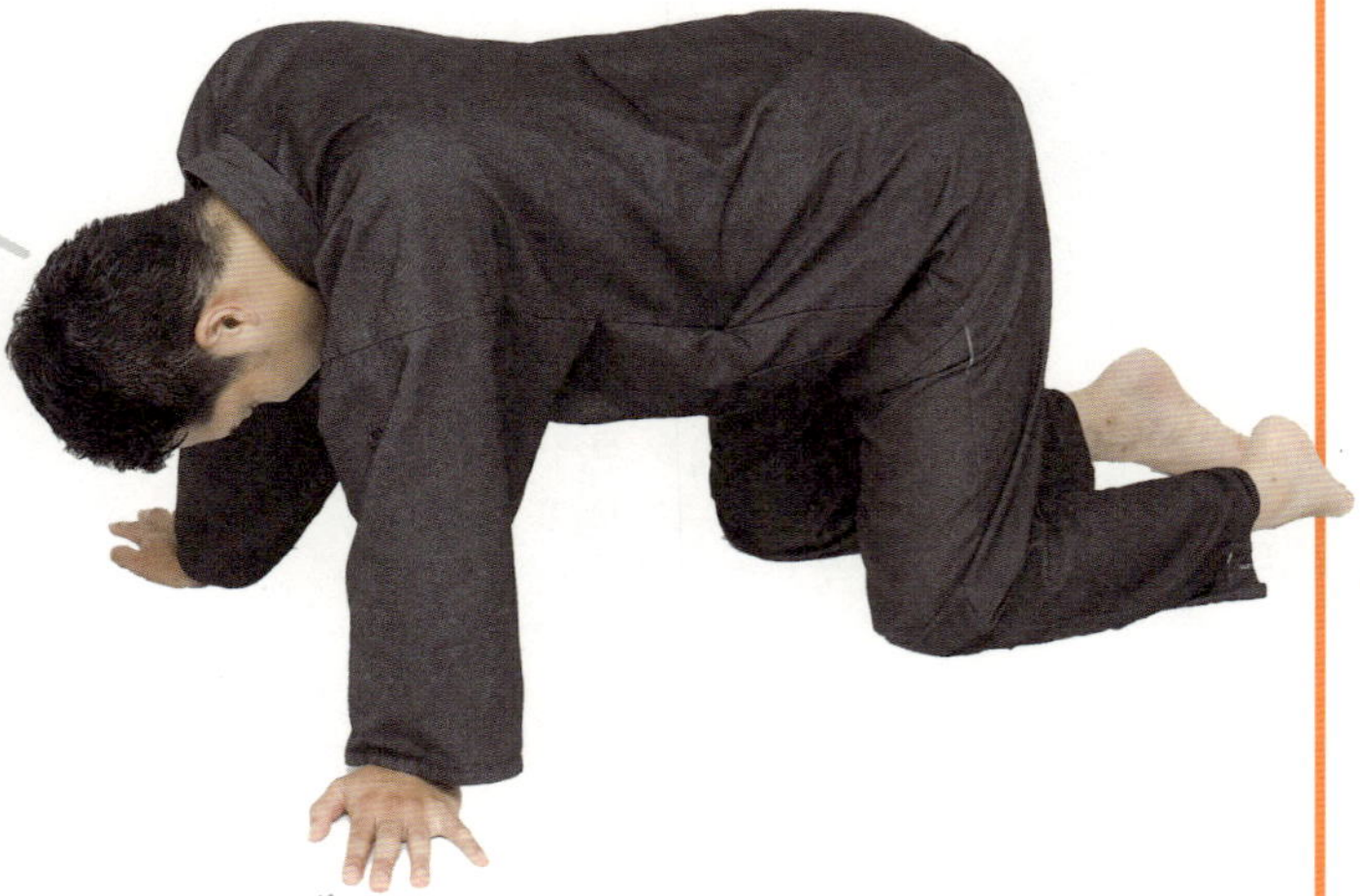

1 両手、両膝《ひざ》をつき、肩の力を抜いて四つん這いになる。ひざは肩幅程度にひらき、背中を脱力させて、頭を下に向ける。

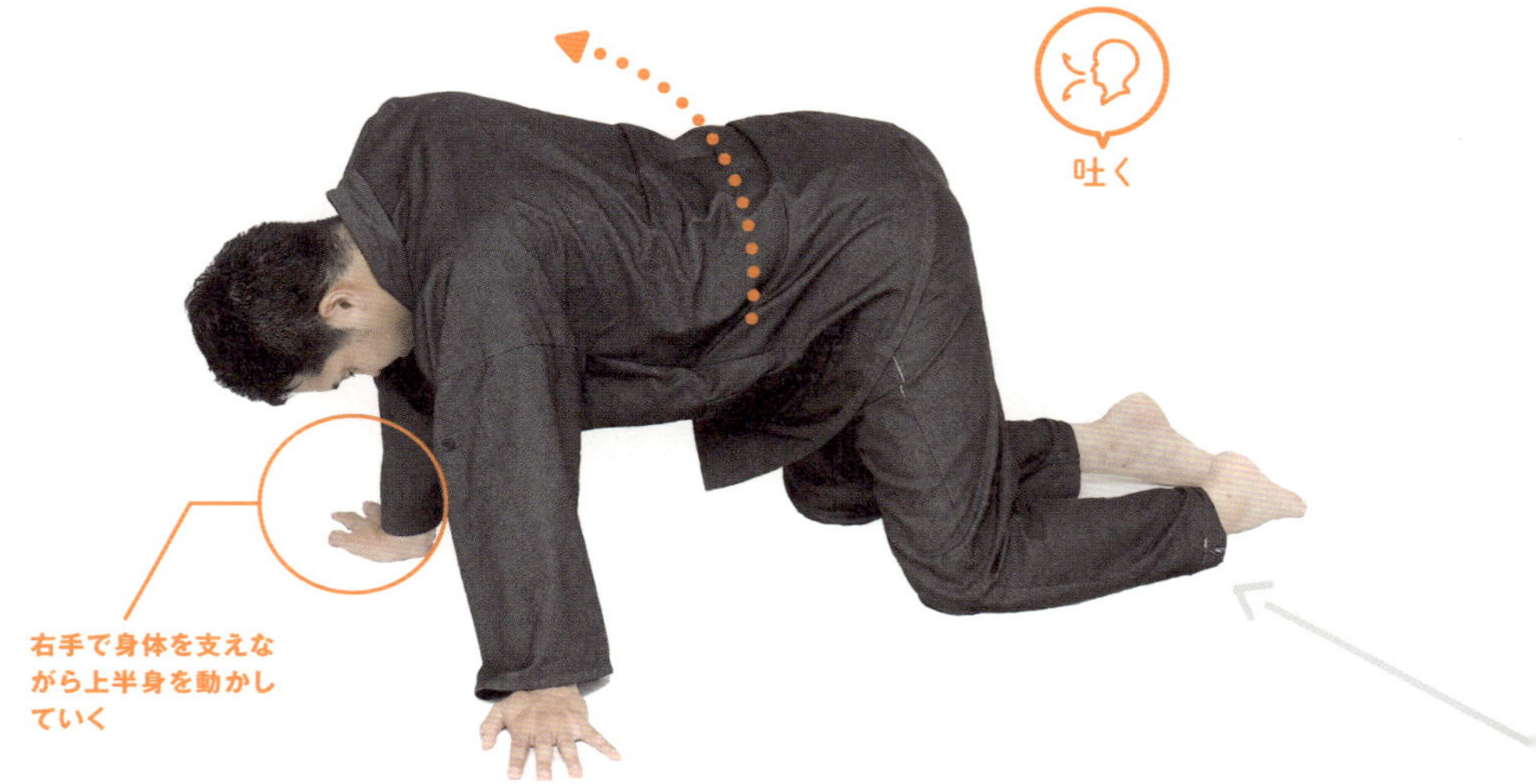
吐く
右手で身体を支えながら上半身を動かしていく

2 手と足はつっぱったまま、骨だけで体重を支えて、左側の肩を脱力させる。
反対も同様に行なう。
終わった後はゆっくり立ち上がるようにする。

ポイント

掃除の時に雑巾《ぞうきん》がけをしながら行なうこともおすすめです。
両手、両ひじをつき、雑巾を持つ手を脱力させていきます。
左右交互に行ないながら、空間もきれいになる一石二鳥のワークです。

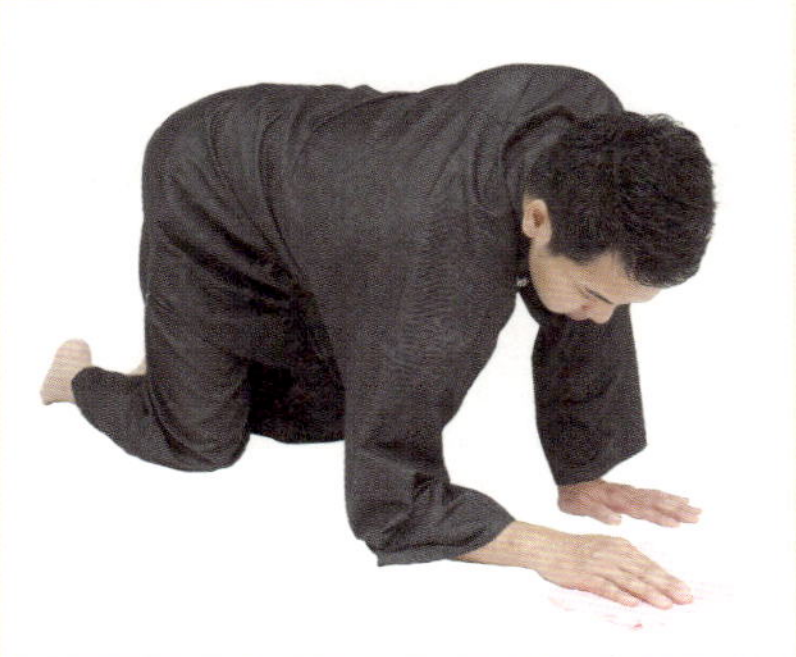

ゆるめる

09 ゆっくりと寝返りをうつ

寝返りは負荷のかからない全身運動。ゆっくりと時間をかけて行なうだけでも、背骨全体をまんべんなく使うことができ、体幹《たいかん》が鍛えられる。また、腰回りの血流も良くなる。

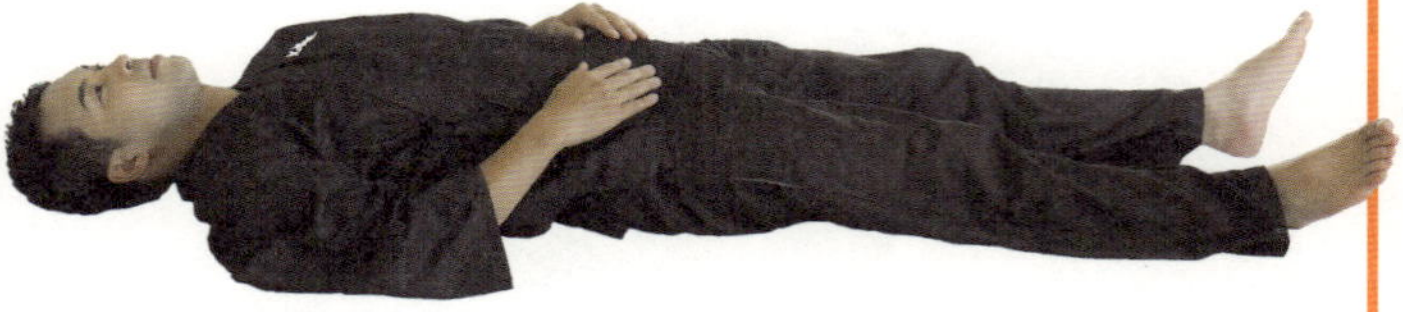

1 リラックスした状態であおむけに寝る。

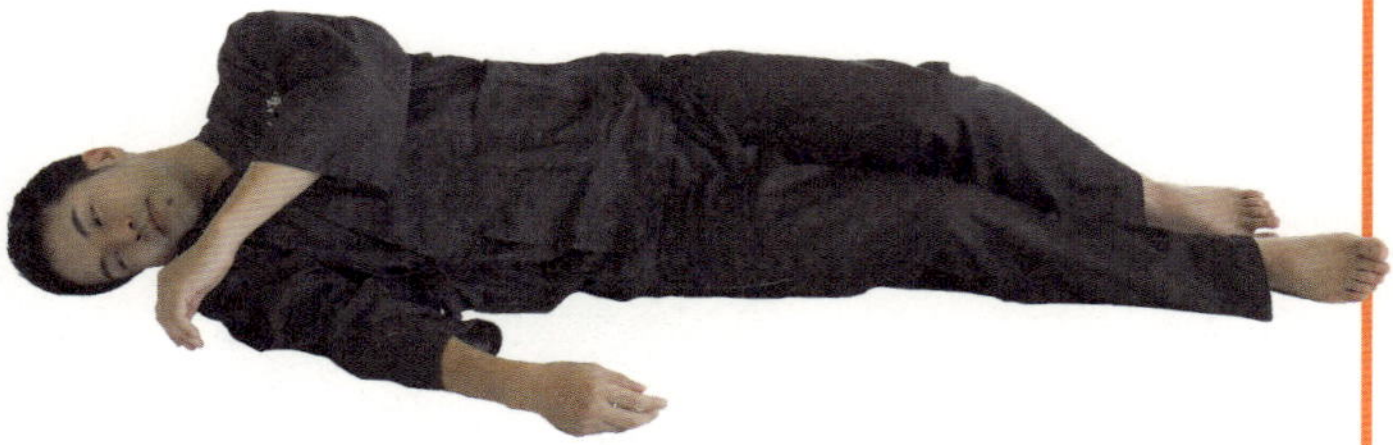

2 背骨を使って上体を徐々に右に倒していく。すぐに倒れないように注意しながらできるだけゆっくりと背骨を使って回る。

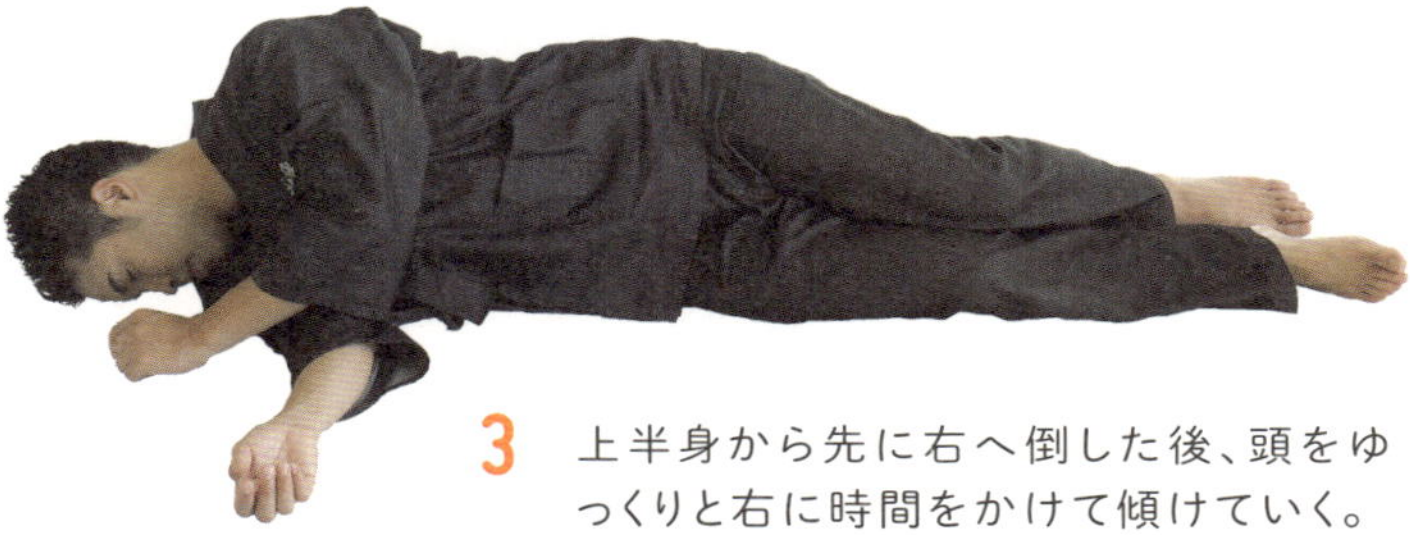

3 上半身から先に右へ倒した後、頭をゆっくりと右に時間をかけて傾けていく。

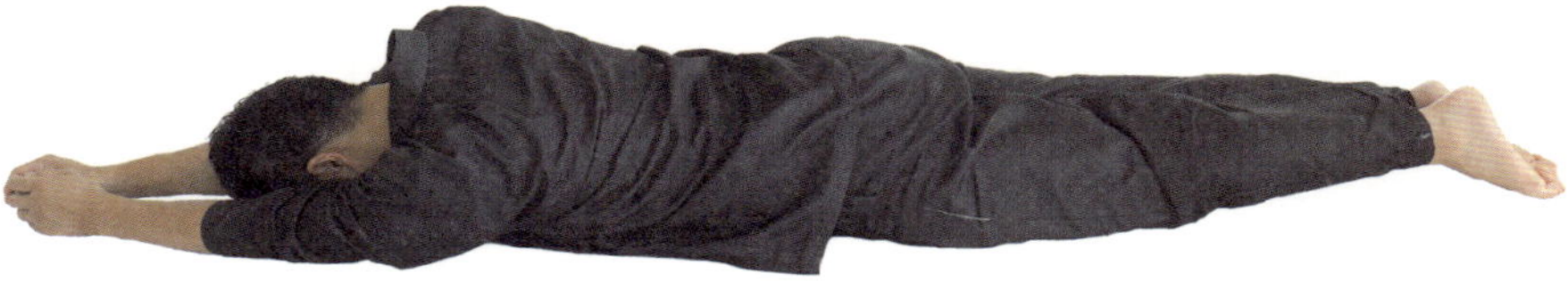

4 うつぶせになったらまた**1**に戻り、反対側も同様に行なう。

ゆるめる

10 背骨をくねらせる

1日3回

背骨はヨガでは、プラーナという気の通り道とされる重要な場所。一つずつ順番にゆるめていくことで、血液の滞《とどこお》りを防ぐ。

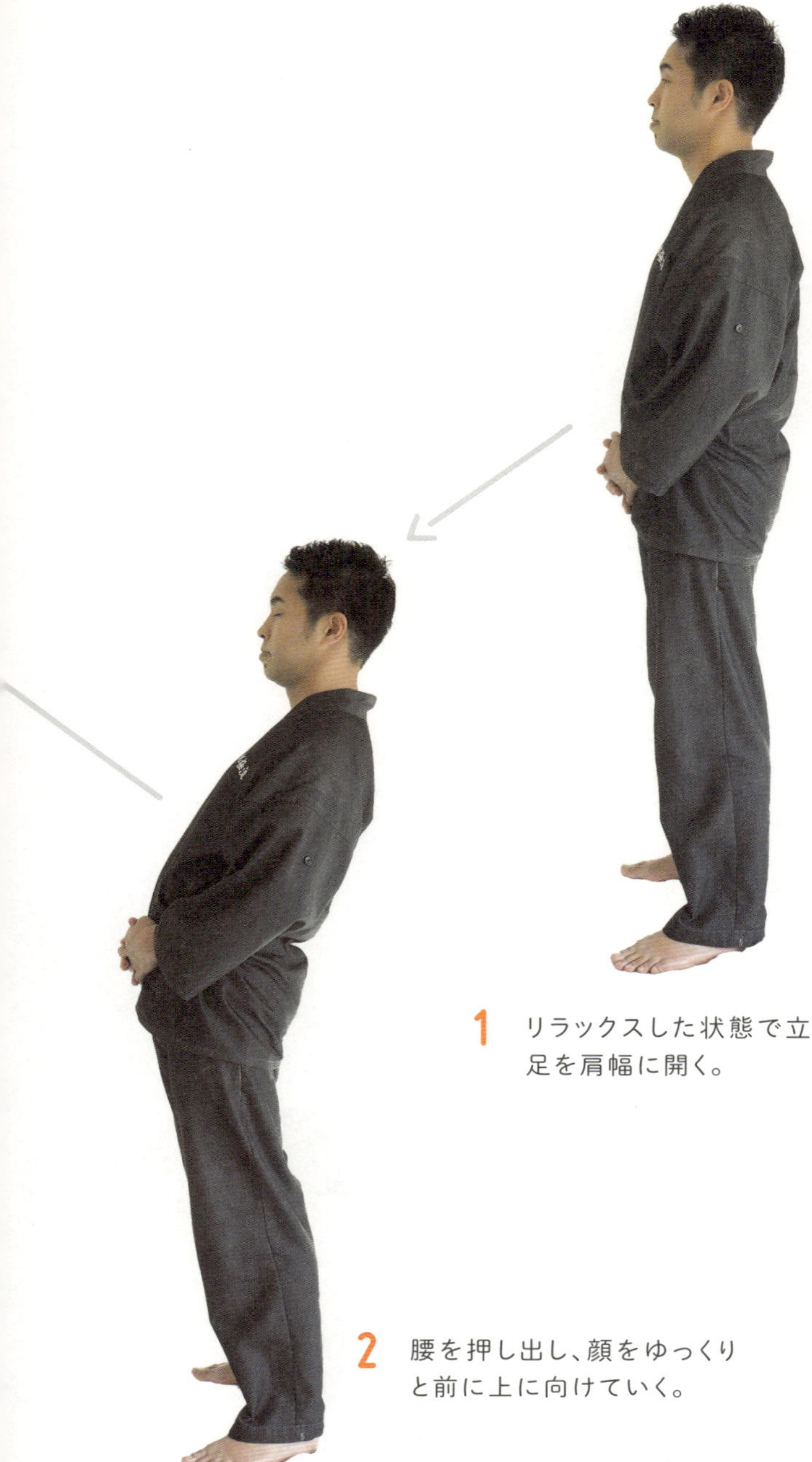

1 リラックスした状態で立ち、足を肩幅に開く。

2 腰を押し出し、顔をゆっくりと前に上に向けていく。

3 胸を前につき出してゆっくりとあごを引く。

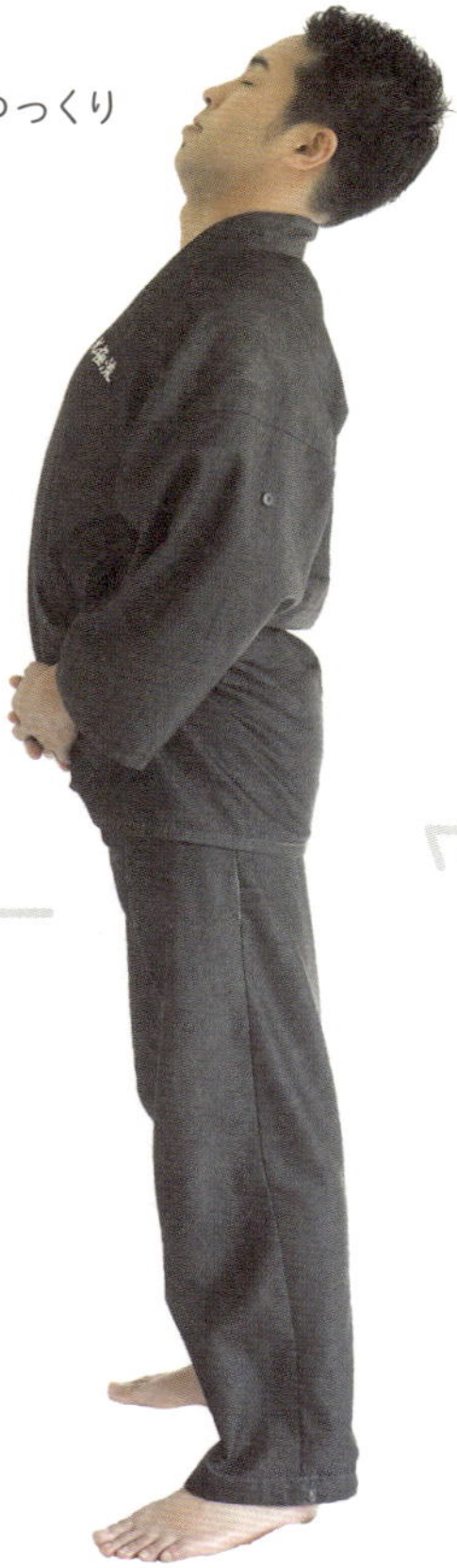

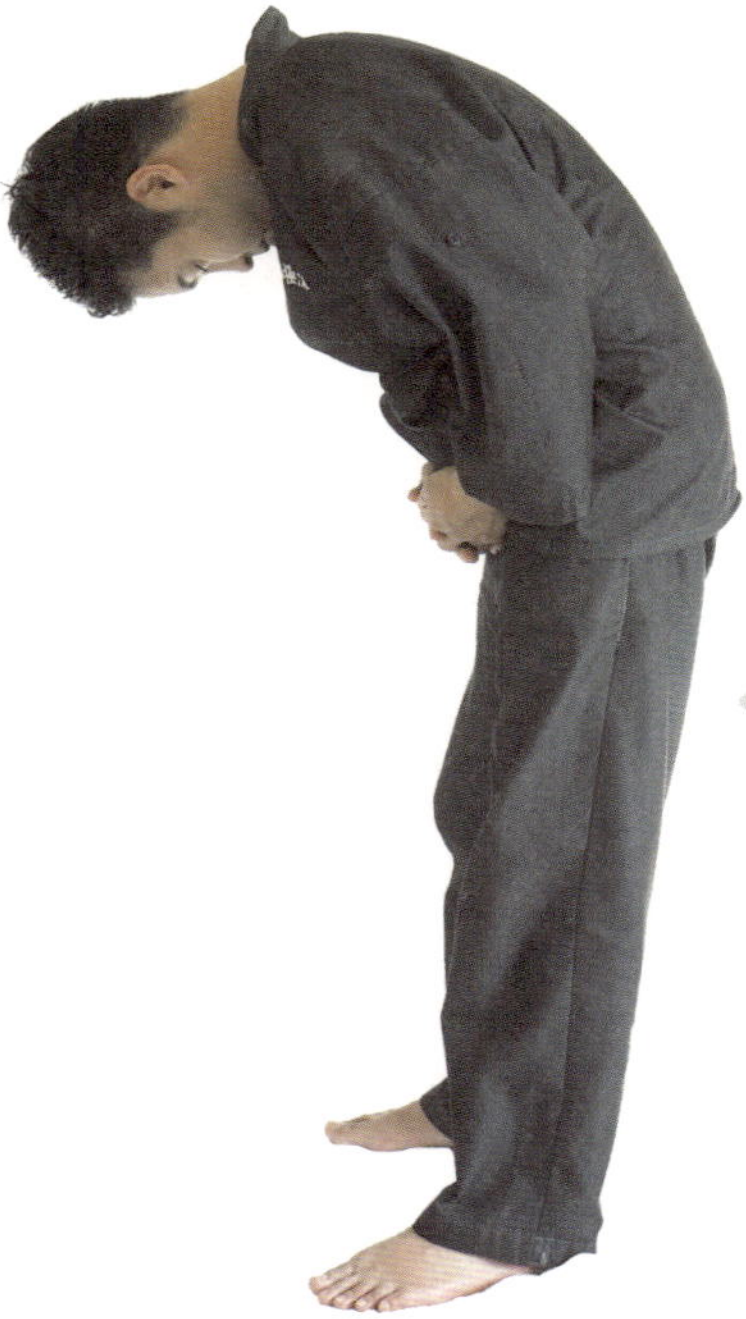

4 そのまま首を前に倒す。1からまた繰り返し行なう。柳が揺れているようなイメージで行なうと良い。

ポイント

背骨は頸椎《けいつい》、胸椎《きょうつい》、腰椎《ようつい》といった小さな骨が密接に連なり、組み合わさって形成されています。そのため一つひとつ刺激し、ゆるめていくことが肝心。背骨のうねりにくい箇所があれば、そこは凝って固まっている部分。続けていくことで、ほぐされて背骨の動きもなめらかになっていきます。

ゆるめる

11 感情のエネルギーを抜く

ネガティブな感情が鬱積《うっせき》すると、身体の痛みとなって体外に現われる。細胞が記憶したネガティブなエネルギーを抜くことで、肩こりやお腹などの痛みの症状を軽減していく。

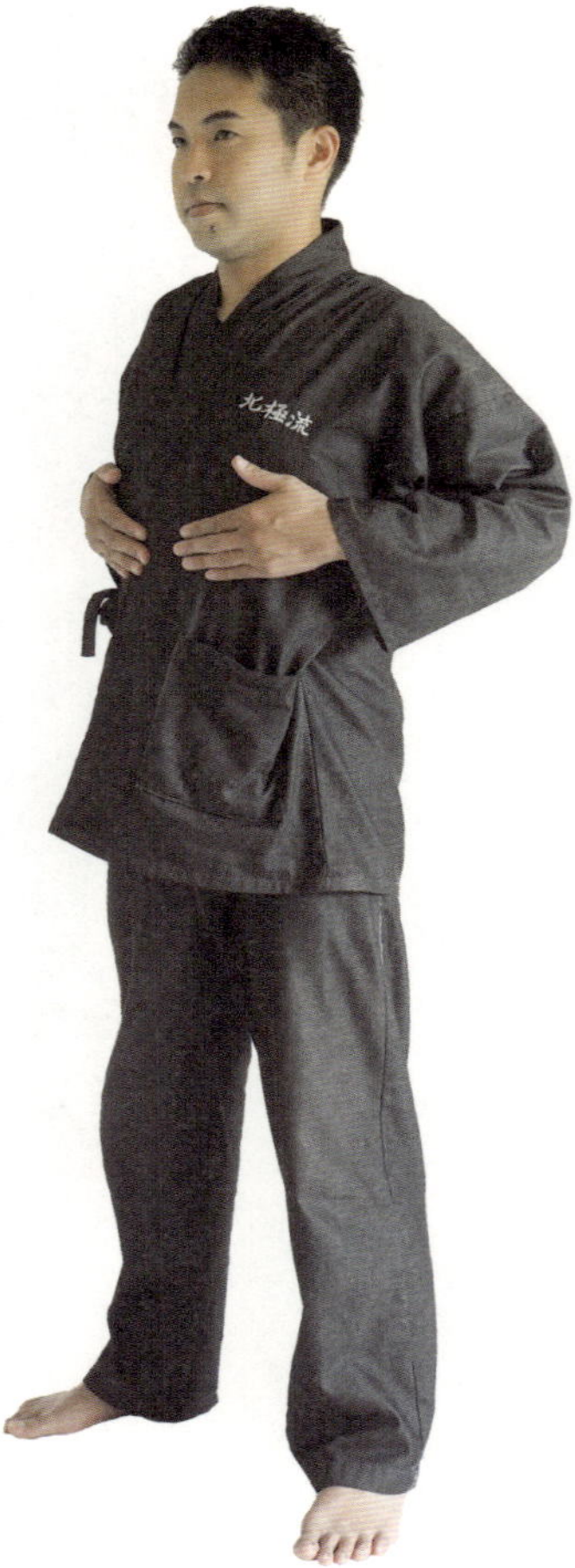

1 リラックスした状態で立ち、みぞ落ちの下の部分に両手を置く。

吐く

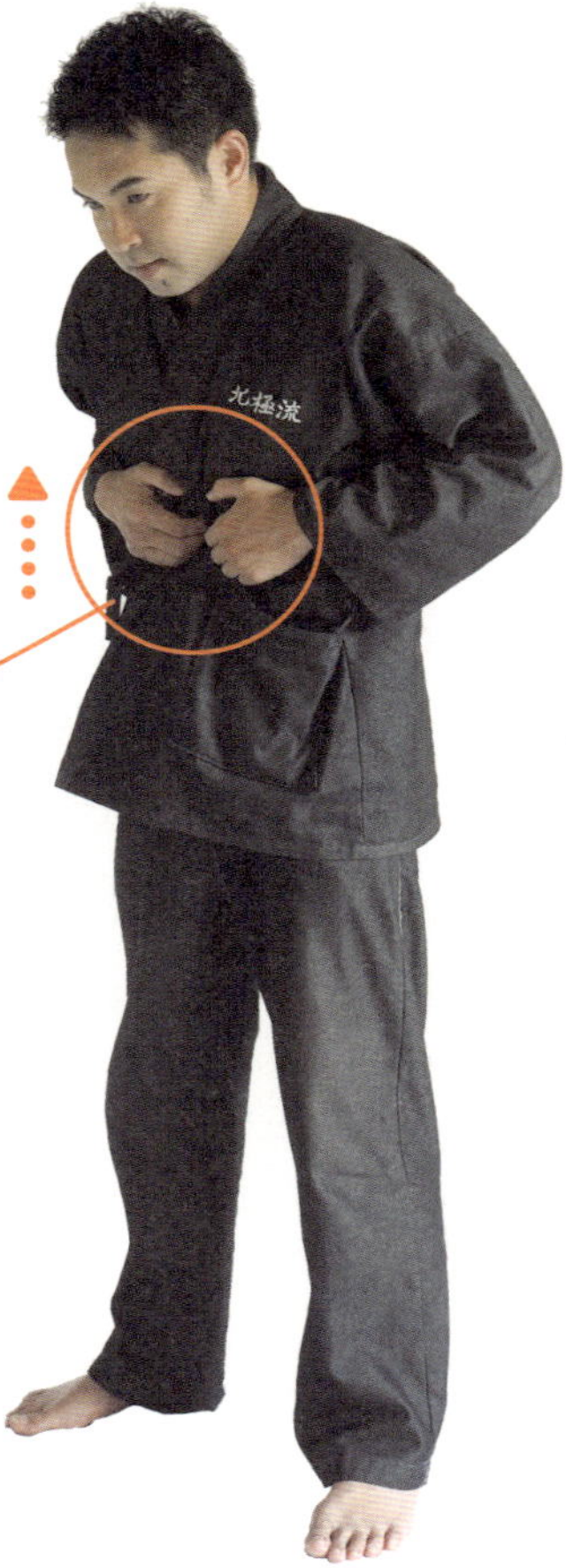

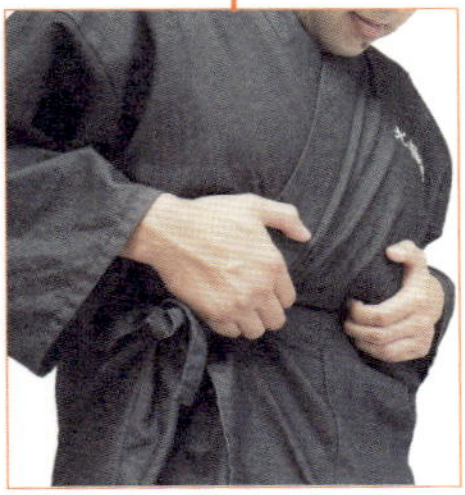

みぞおちの部分に両手がしっかりと入り込む形がベスト。少し痛いと思うぐらいの力加減が良いでしょう。

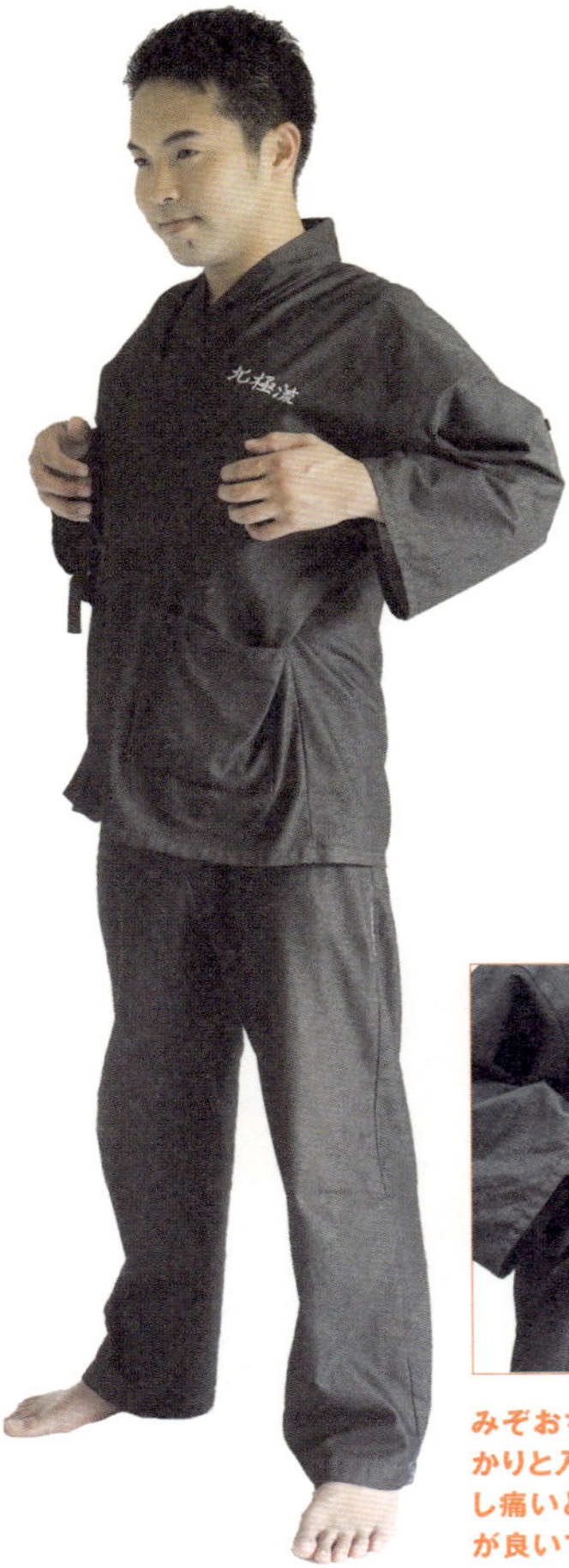

2 みぞ落ちの部分に指をしっかりと入れて横隔膜《おうかくまく》を徐々に広げるようにゆっくりと上に持ち上げていく。

3 ネガティブなエネルギーを抜くように息を吐ききって、勢いよく両手を離す。モヤモヤしているときに行なうと良い。

ゆるめる

12 足を投げ出す

左右1回
×3セット

足全体の不要な筋肉の緊張を抜く。足は第2の心臓と言われる重要な場所。下半身に溜《た》まった血液を心臓へ戻す働きがあるため、ここを刺激することで手足の冷えが解消される。

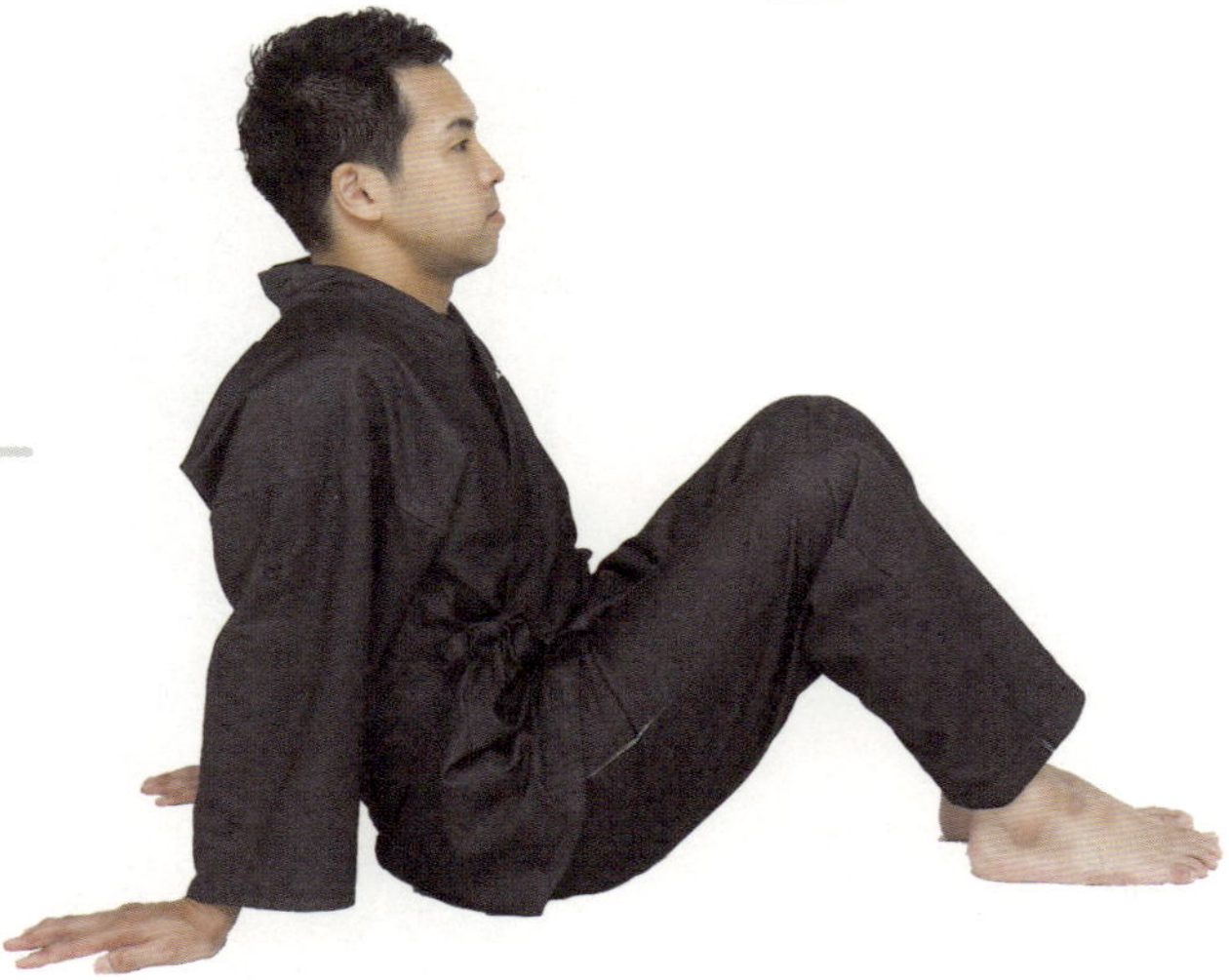

1　手を後ろにつき、足の膝を立てて座る。

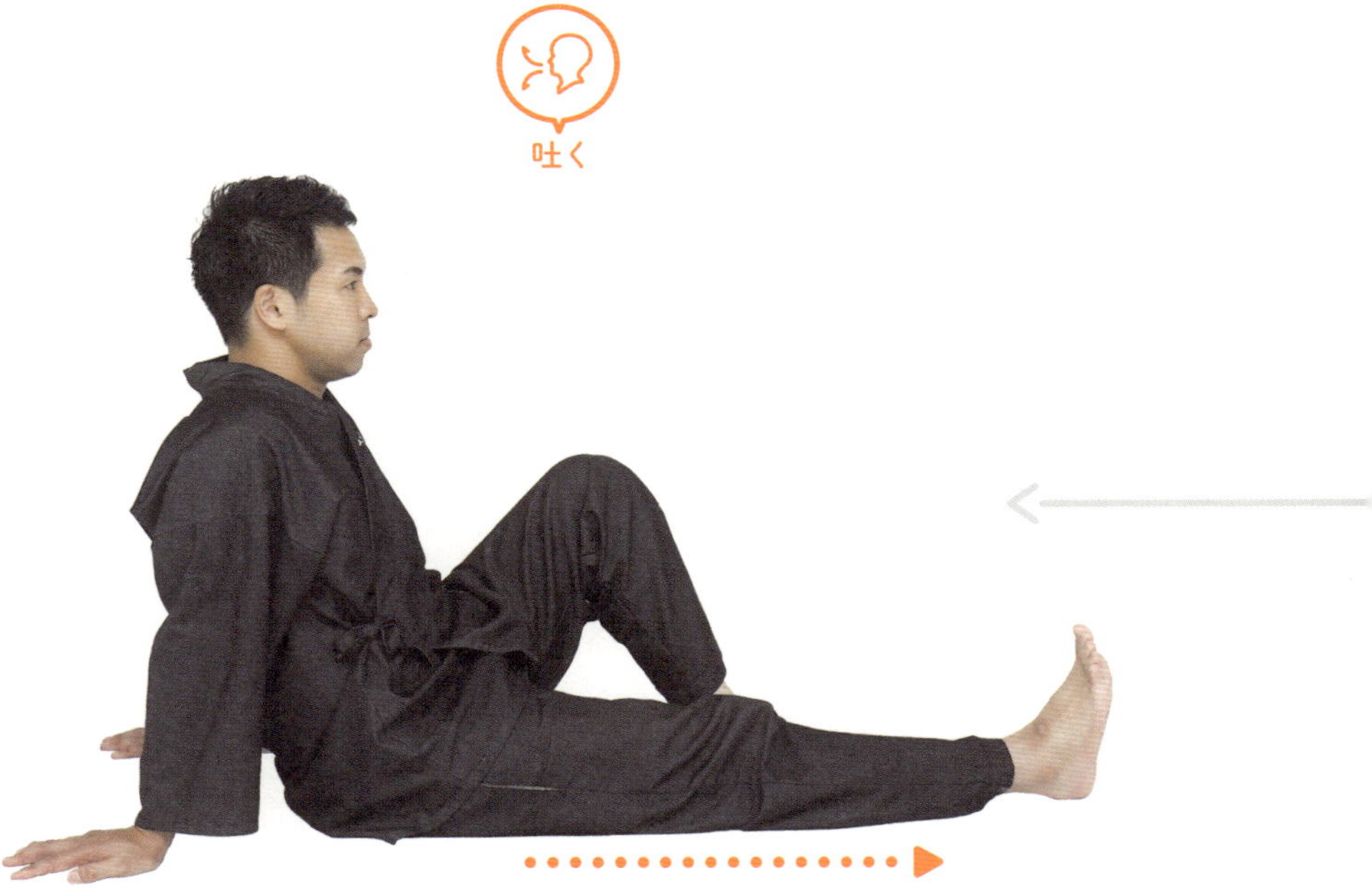

2 片足を水平に勢いよく、スライドさせる。膝は地面に垂直に落とすようなイメージで行なう。

ポイント

下半身を上半身と切り離すようなイメージで、下半身は力をいれず脱力して足を投げ出とより効果的です。

ほぐす

13 足の甲どうしをぶつける

数分間
×数回

老廃物が溜まりやすい足の甲全体をぶつけあうことで、老廃物の排出をスムーズにさせていく。また足から心臓へと血液を送り出すポンプ作用を助けるため血の巡りも改善。

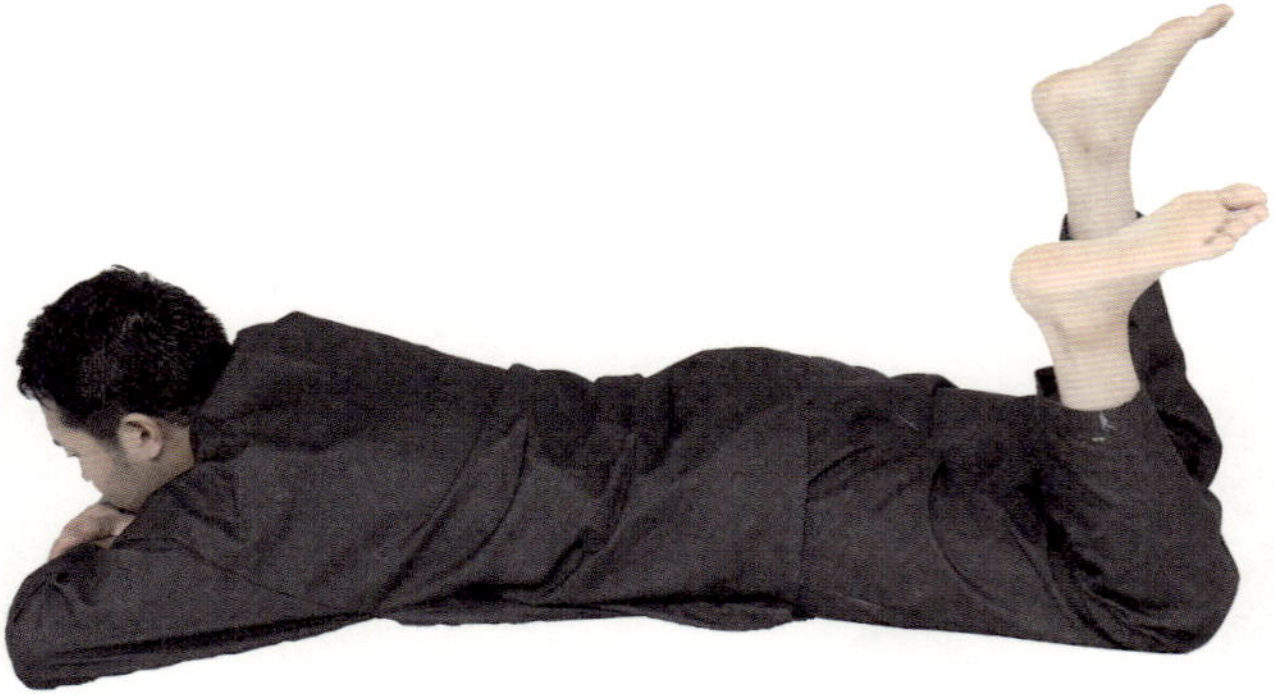

1　力を抜いてうつぶせになる。腕を組んだところにあごを置く。力を抜きながら、足を垂直に上げる。

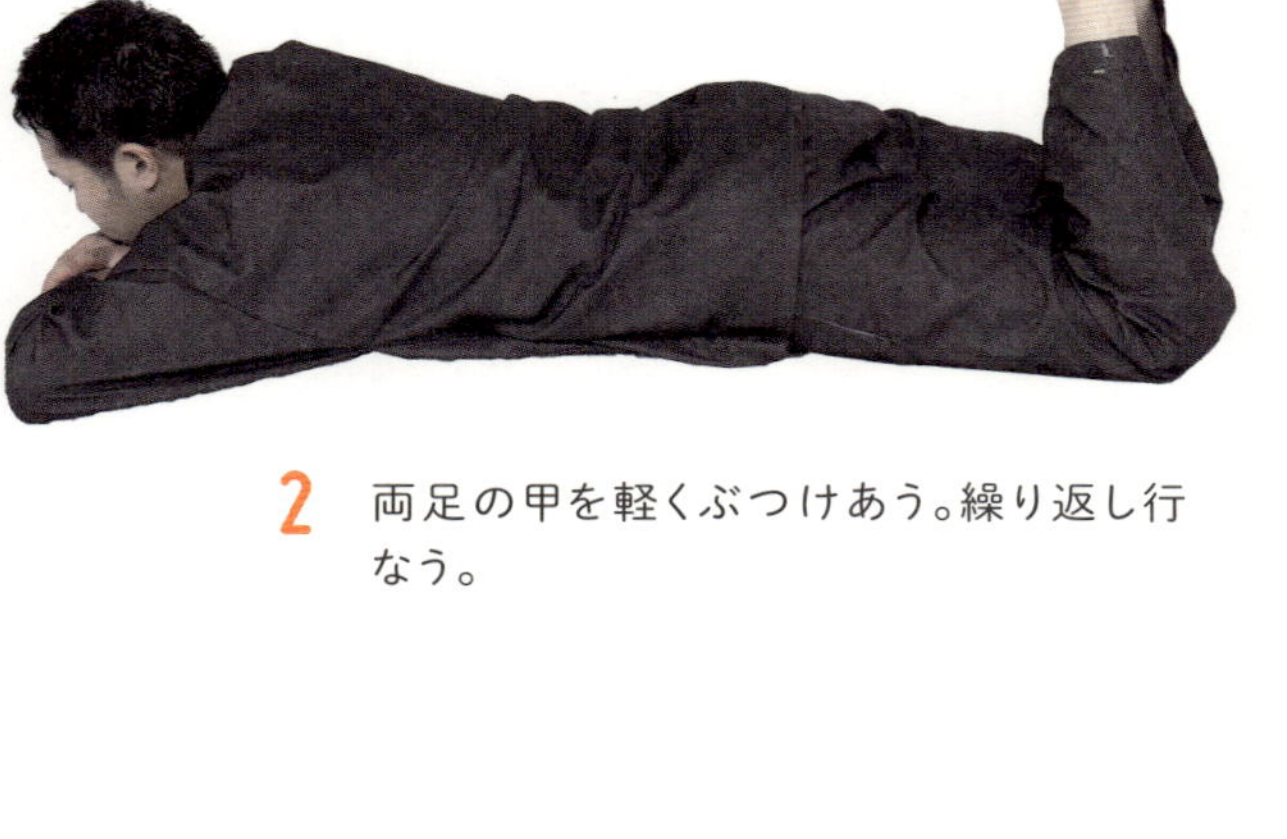

2　両足の甲を軽くぶつけあう。繰り返し行なう。

ほぐす

14 足の指先を使う

足の指先が縮まると、血の巡りが悪くなり、冷えの要因にも。足の指を広げることで、血流を促《うなが》し、足裏の機能を回復。疲労回復につながる。

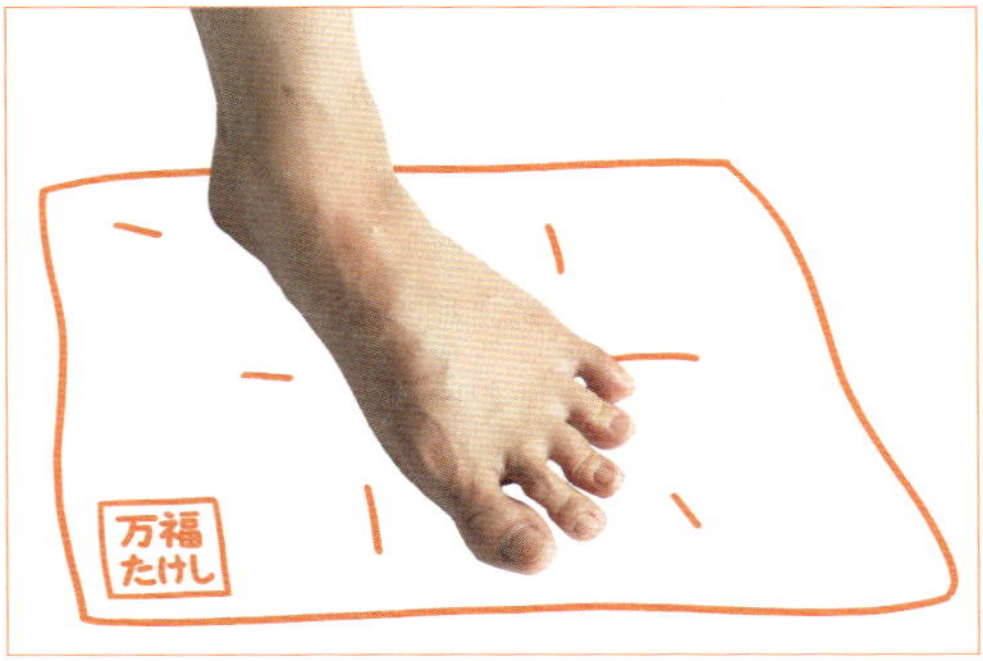

1 裸足になって足指を足底のほうへゆっくりと曲げていく。

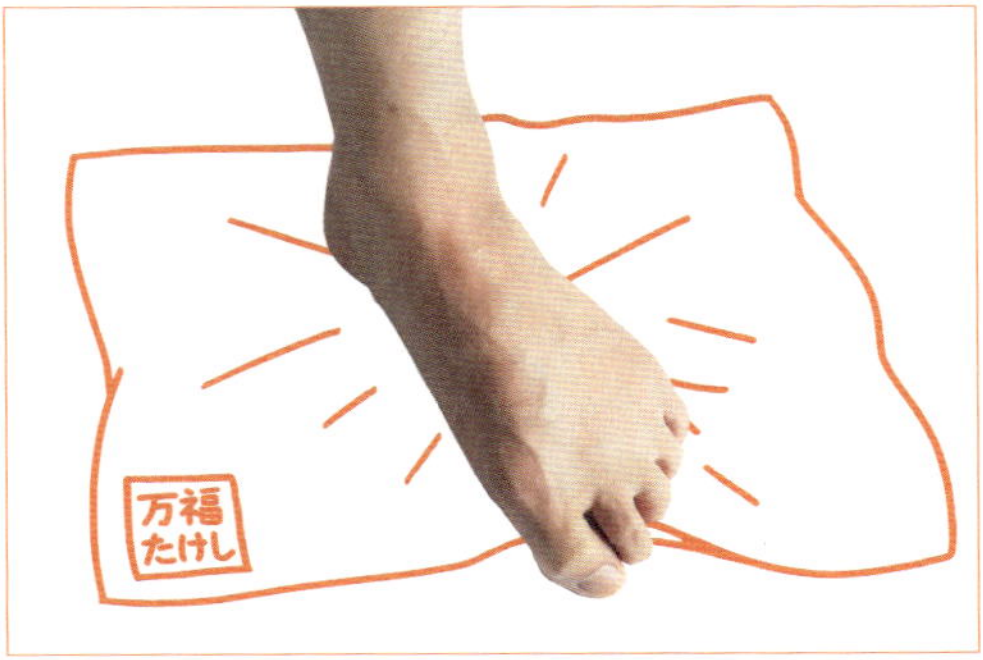

2 下に敷かれたタオルをつかむようなイメージで、曲げたり広げたりを繰り返していく。両足交互に10回ずつ。

バリエーション

足指ジャンケン

グー、チョキ、パーと左右交互に行ないます。チョキ、グー、パーなど、順序を変えて行なっても良いでしょう。慣れてきたら素早く行なうことで、血の巡りが良くなります。

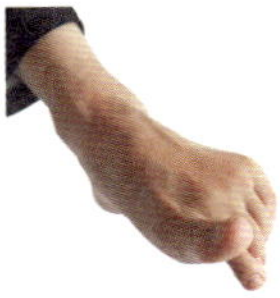

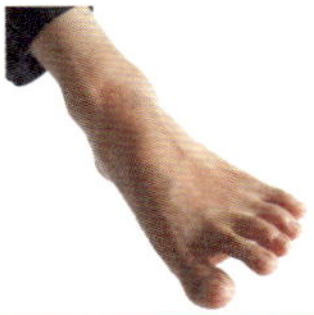

ゆるめる

15 足をぶらぶらさせる

ふくらはぎが固くなったり、筋肉が衰えると足全体のリンパの流れが滞り、むくみの悪化につながる。ゆらしてほぐすことで血流をスムーズにしていく。

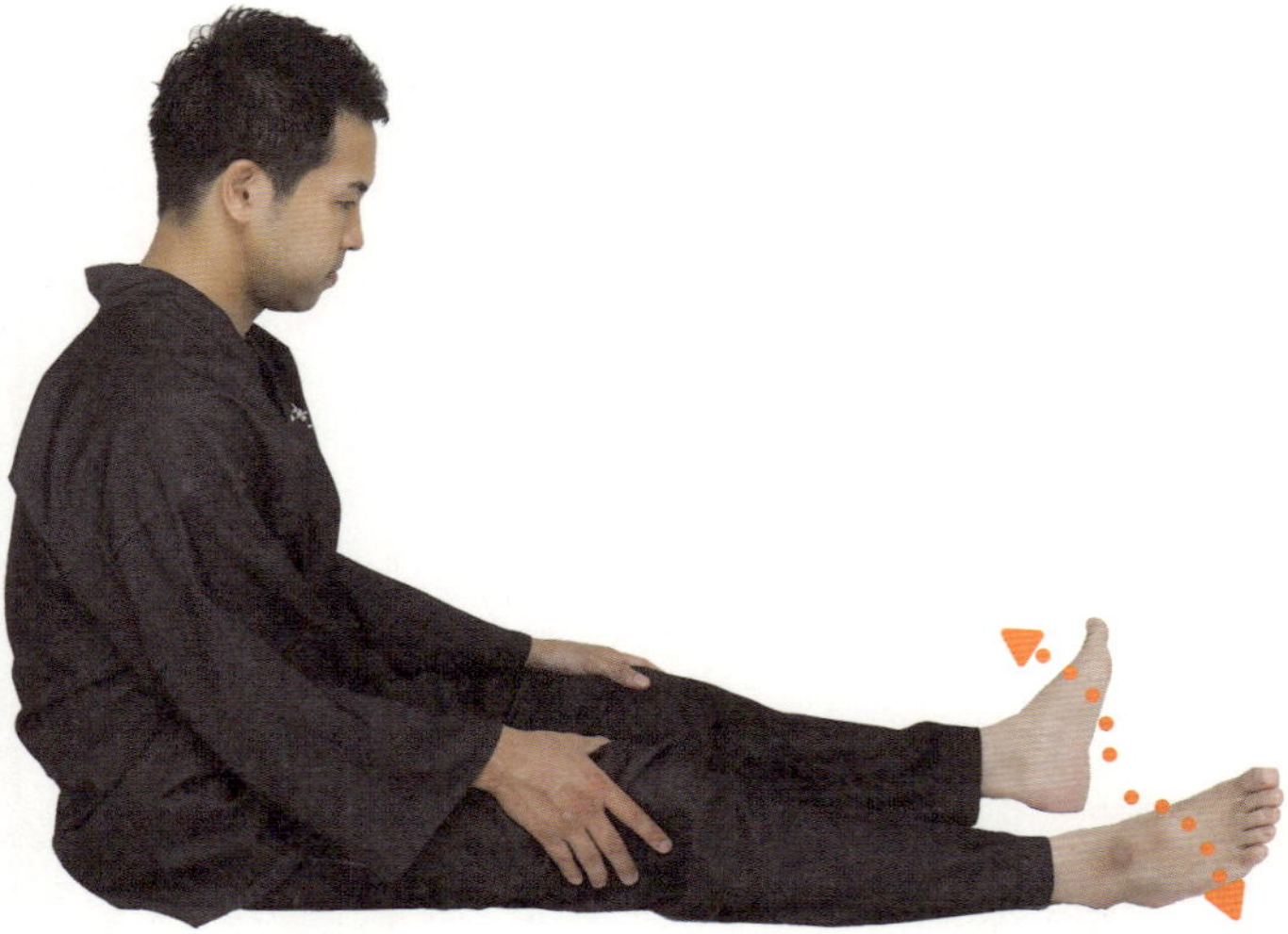

1 リラックスした状態で座り、それぞれ右足は右手、左足は左手で太腿《ふともも》を支える。支えた太腿を外側に傾ける。

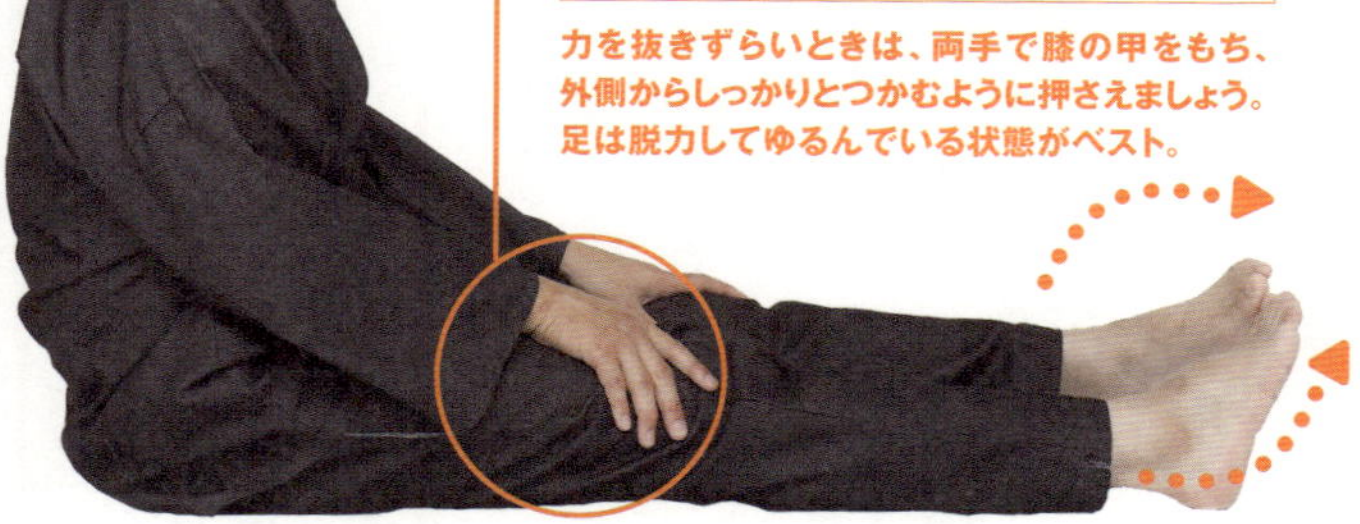

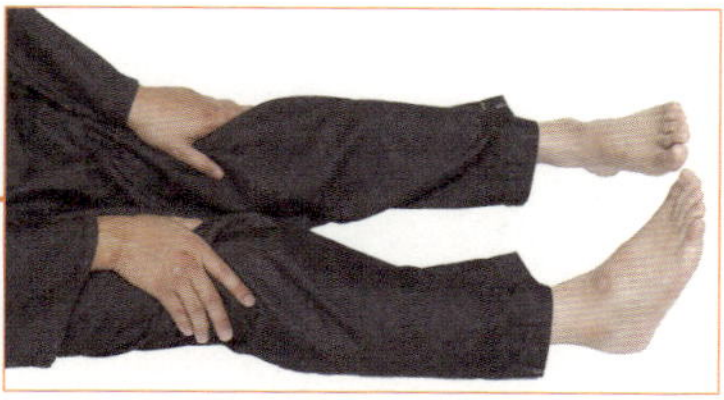

力を抜きずらいときは、両手で膝の甲をもち、外側からしっかりとつかむように押さえましょう。足は脱力してゆるんでいる状態がベスト。

2 両手で太腿を支えながら今度は内側に傾ける。交互に繰り返し行なう。

ゆるめる

16

寝転がって腕の力を抜く

血流が良くなる態勢を作り、交感神経を副交感神経に戻して、全身をリラックスさせる。寝付きが悪いときに行なうと良い。

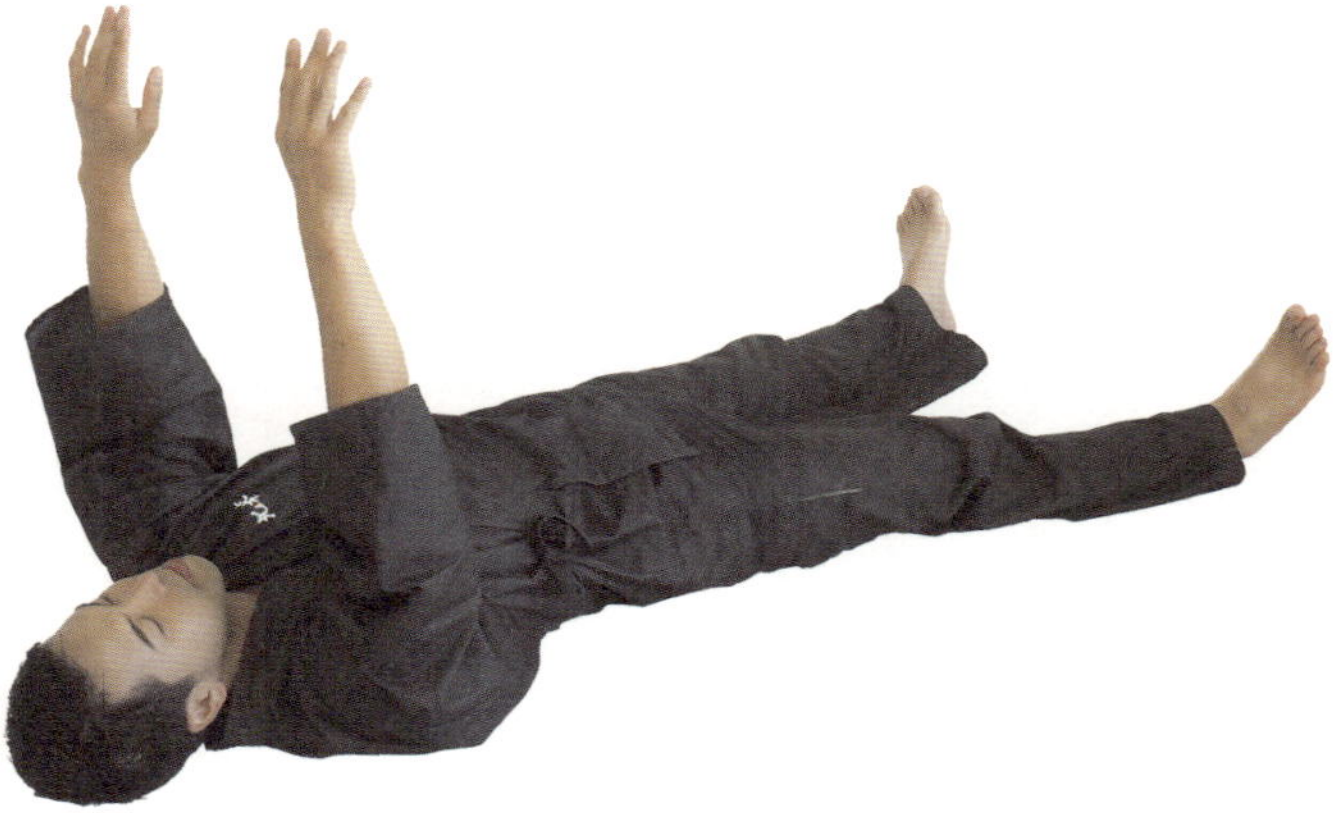

1 全身を脱力させて、あおむけに寝て、両腕を上げていく。

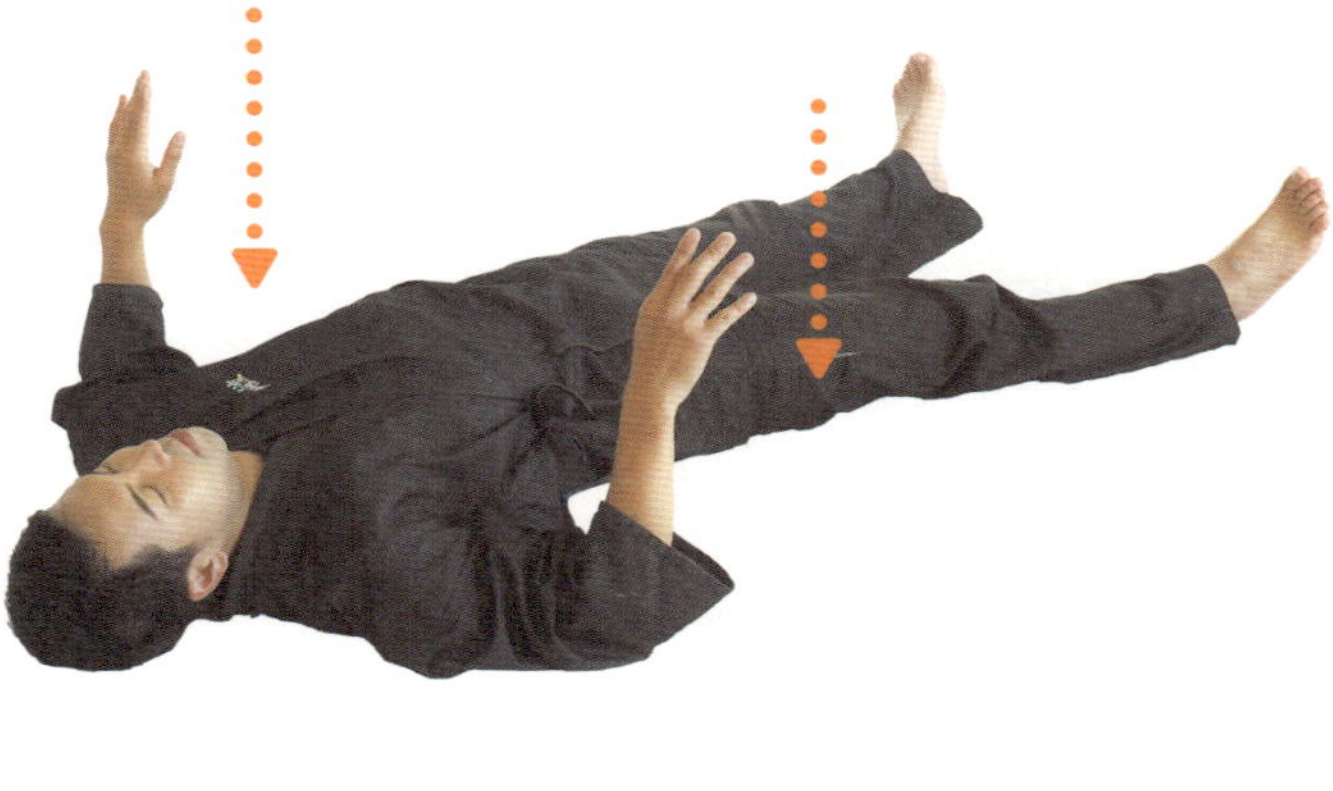

2 一気に両腕の力を抜き、両ひじで手を支える。手はだらんとしたまま、寝てしまっても良い。

のばす

17

椅子を使って首を休める

1分間
×数回

頭の重さは成人で約6～8kg。うつむく姿勢は首に約3倍もの負担がかかる。椅子にもたれ、ときどき頭の重さを解放させてあげることで首周りの血行を促す。

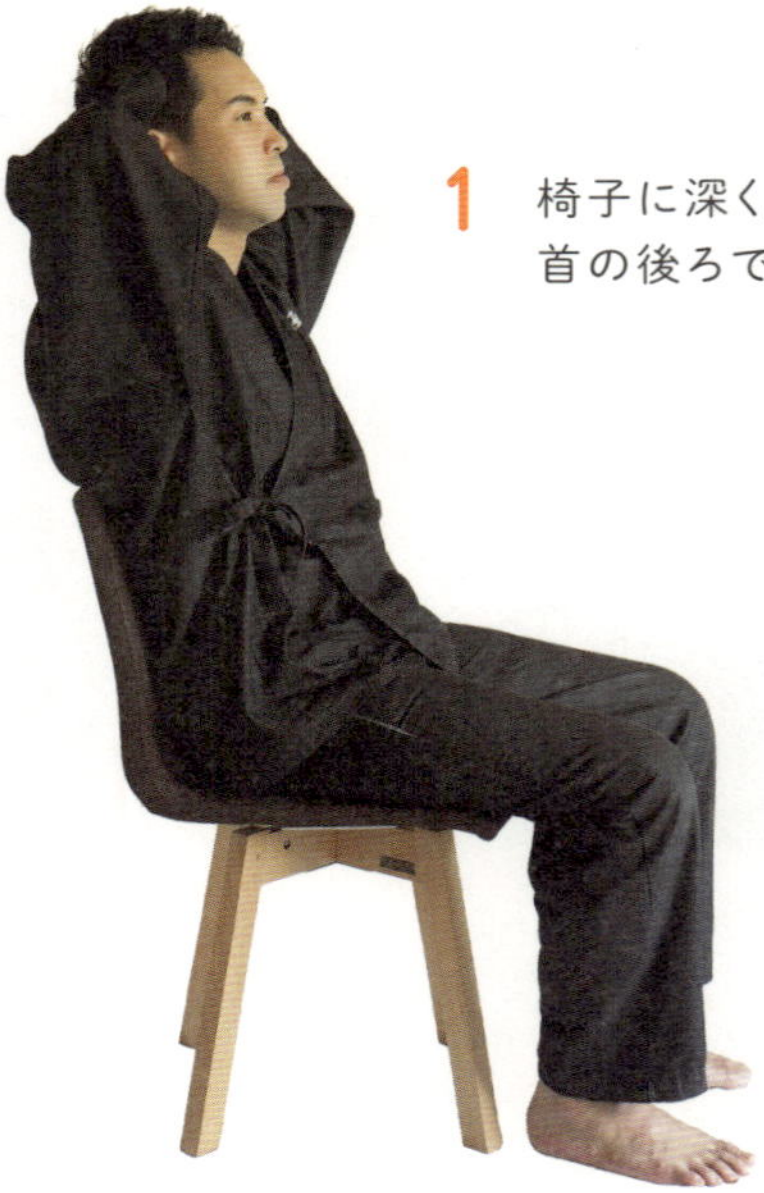

1 椅子に深く腰かけて、首の後ろで手を組む。

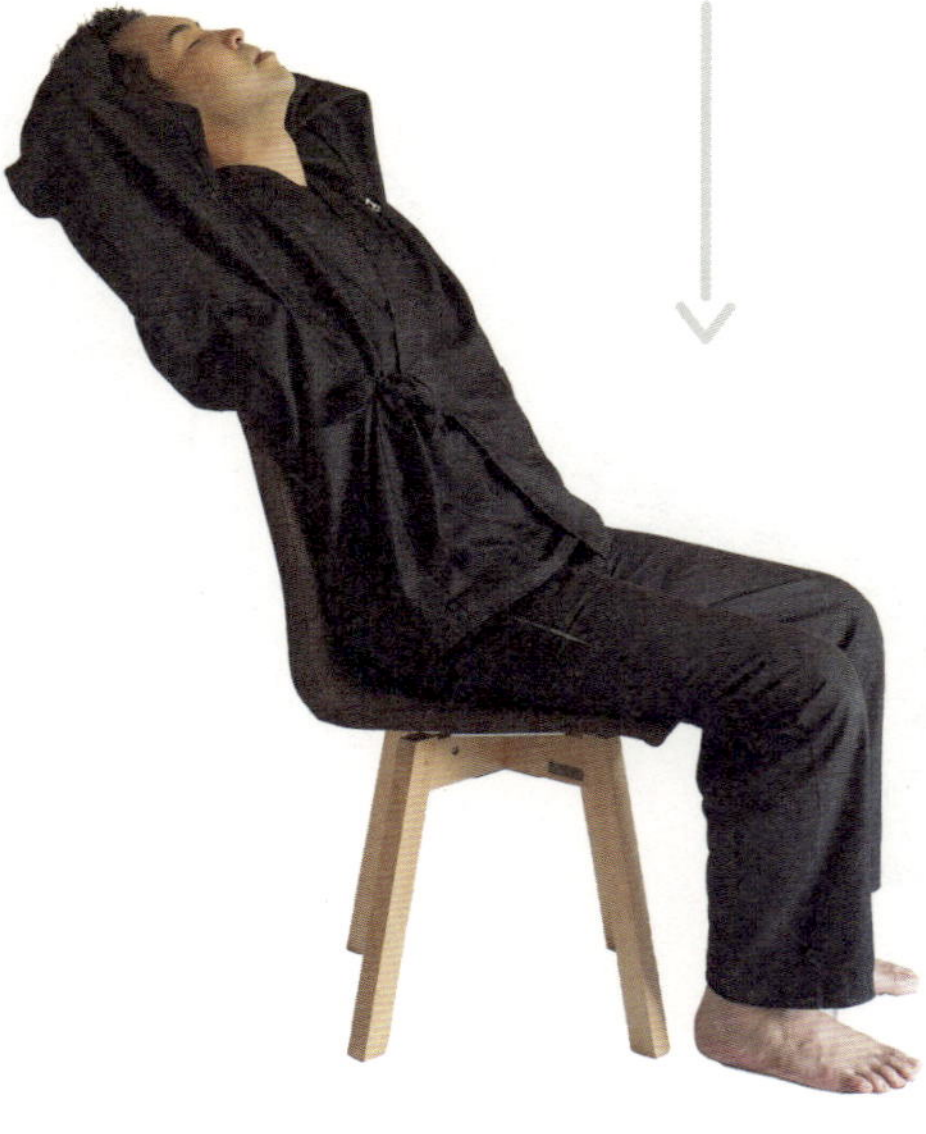

2 背もたれによりかかり腕を組んだまま、息を吸い、吐きながら、後方にそらせていく。脱力させながらゆっくりと呼吸を繰り返す。

ゆるめる

18 頭皮に優しく触れる

1分間
×数回ずつ

頭皮は、血液循環が滞《とどこお》りやすい。長時間、緊張状態が続いているときは、頭蓋《ずがい》骨《こつ》を締め付けている場合が多い。頭皮を持ち上げることで緊張をほぐす。

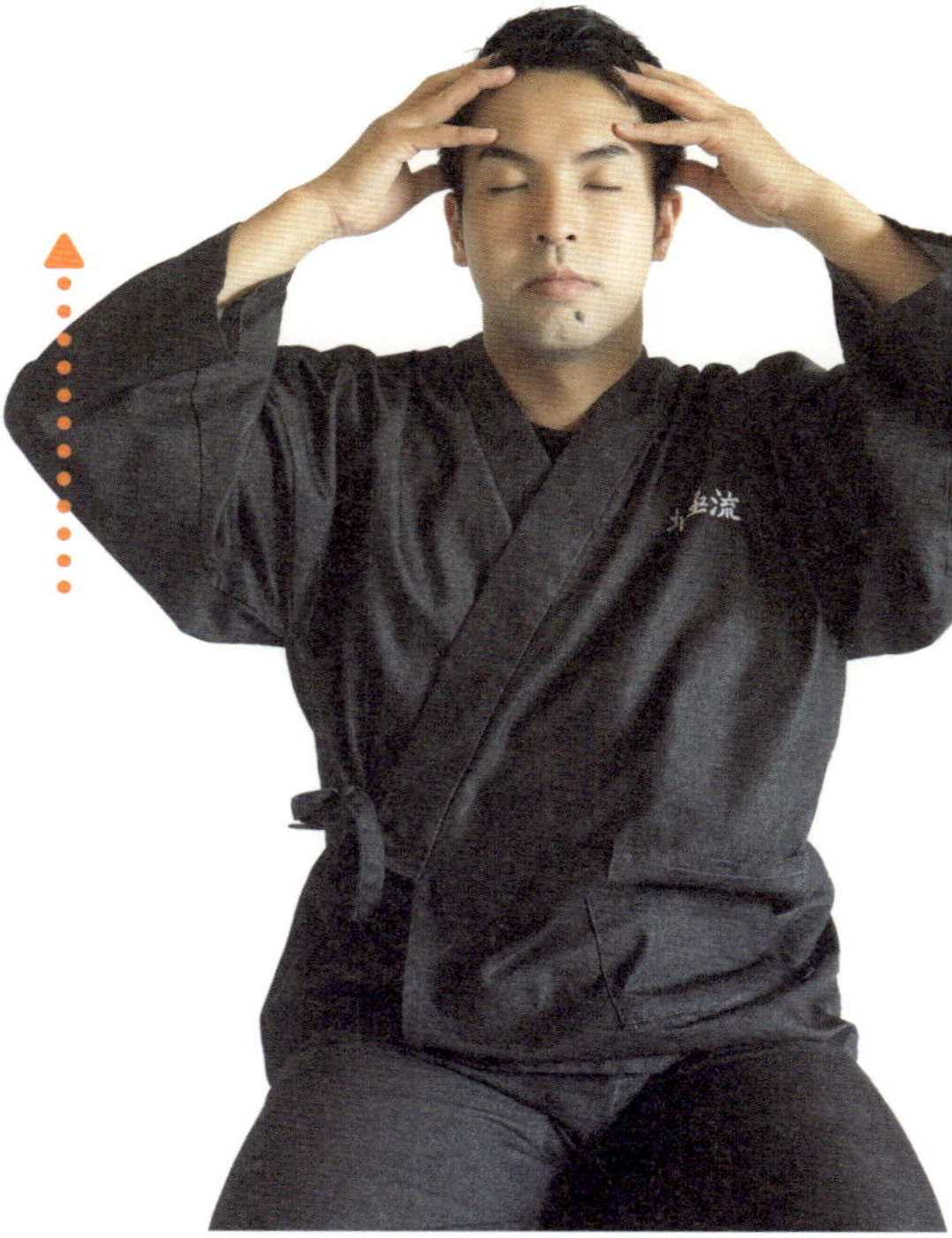

1　こめかみの部分に両手も軽くそえる。そのままゆっくりと上に押し上げていく。強く押しすぎず、優しく触れる程度が良い。寝る前に行なうと、リラックスでき、寝入りが早くなる。

バリエーション

頭皮を軽く持ち上げる

軽く触れる程度に、額《ひたい》に両手を重ねます。重ねたらゆっくりと、上に持ち上げていきます。1分ほど続けているとフワッと頭が軽くなって眠くなる感覚になります。

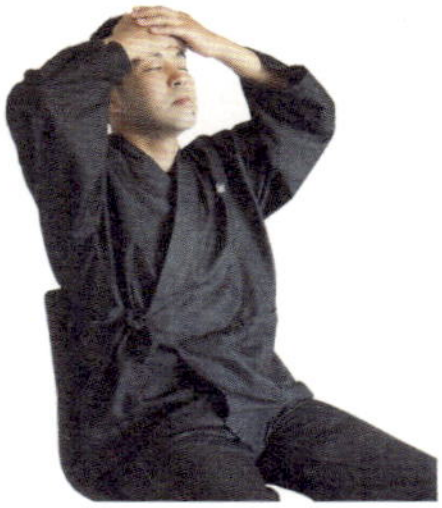

ゆるめる

19 身体をゆるめて正座をする

1分間×数回ずつ

上半身を脱力させ、背骨から首、腰にかけての部分をゆるめる動作。上半身の気の流れを整えることができる。

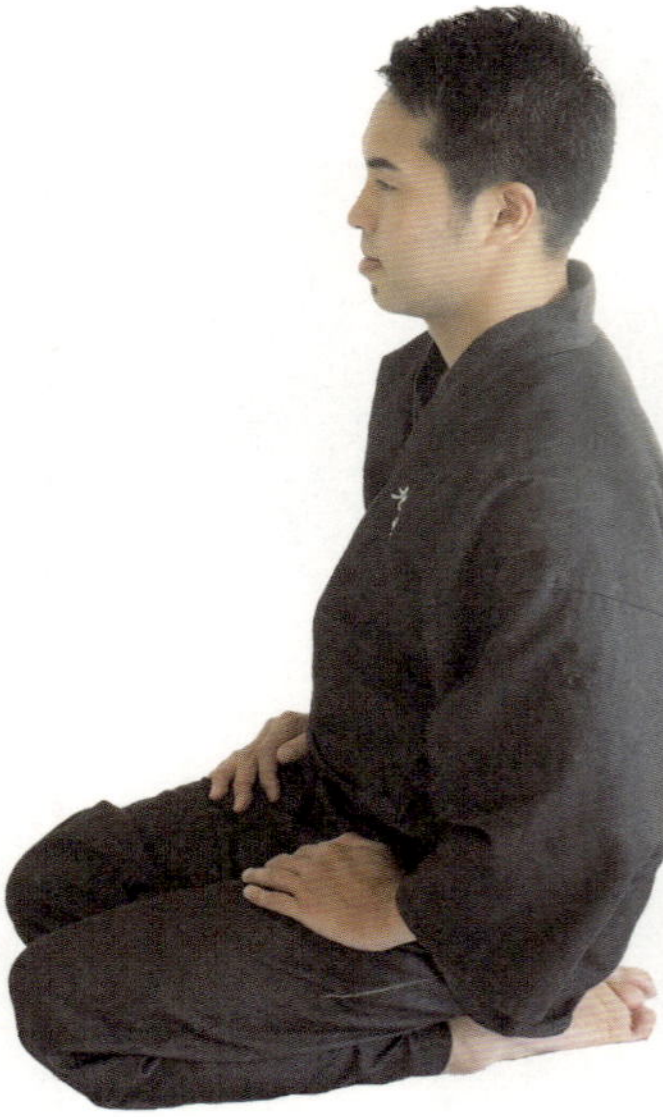

1 正座になって上半身は力を抜く。

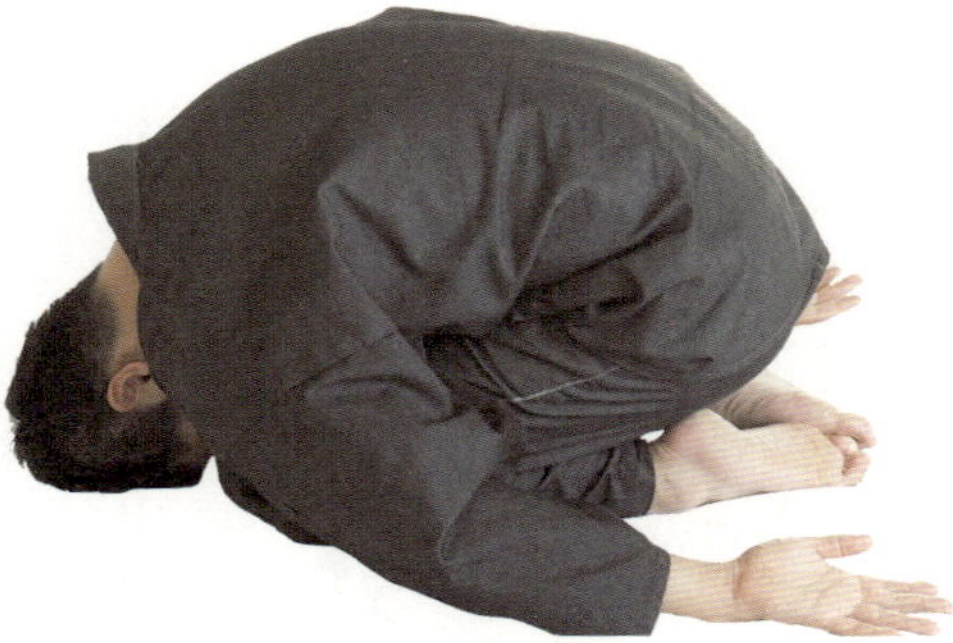

2 背中を丸めて、背骨を曲げて脱力させていく。息を深く吸ってゆっくりと吐く。温かくなるまで繰り返し行なう。

ゆるめる

20 身体を小さくする

3回
×1セット

身体をできるだけ小さく丸めることで、首、腰回りの筋肉を伸ばし、可動域を広げることができる。また、全身の血流を促していく。

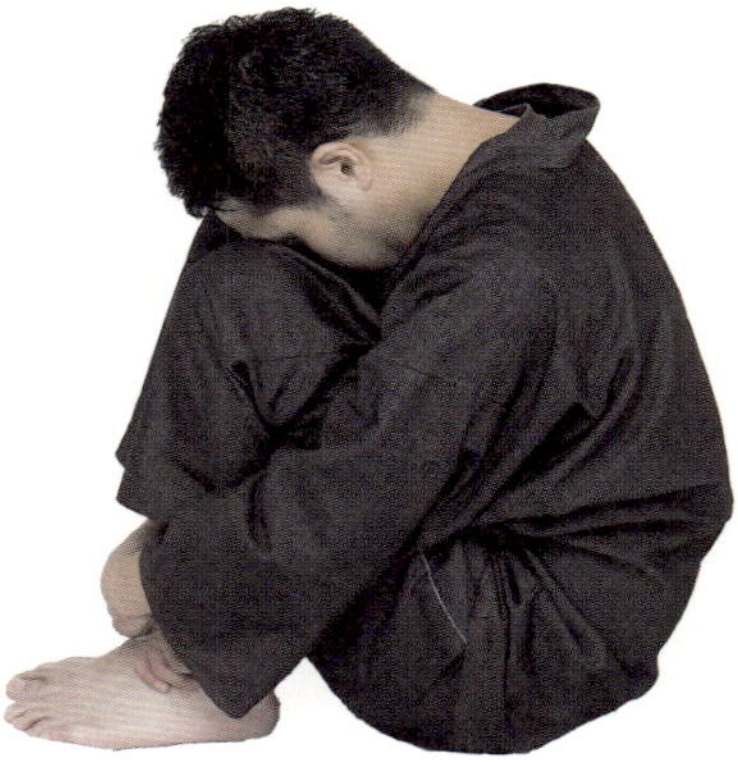

吸う

1 体育座りをして膝に額をつける。身体の中心を意識しながら背骨を丸めて小さくなるイメージで行なう。

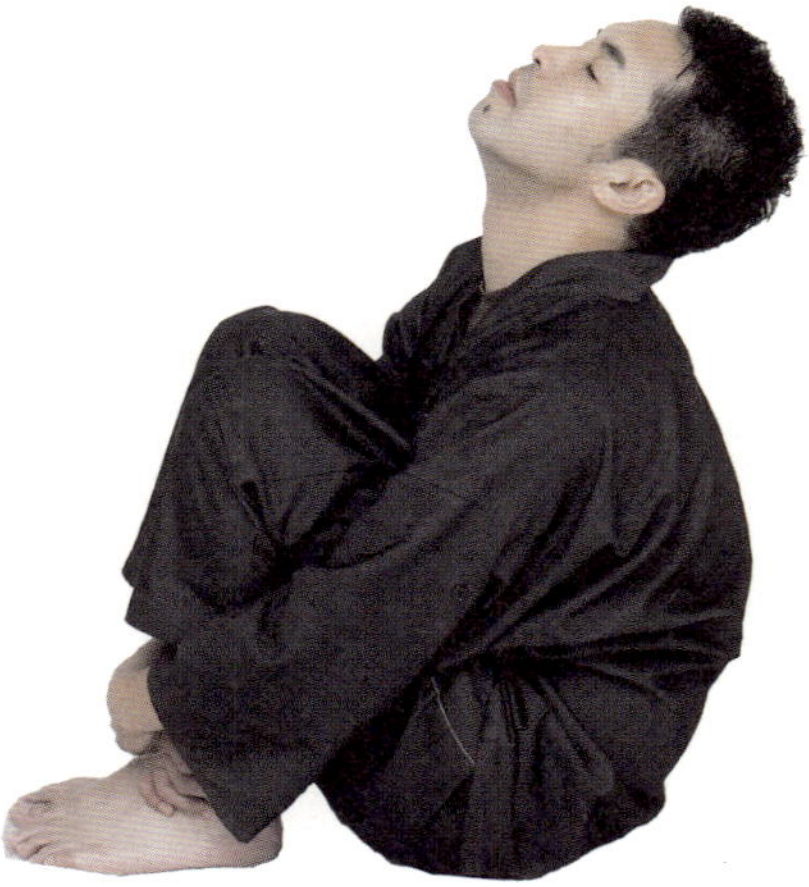

吐く

2 頭をゆっくりと上へ向けて、一気に全身の力を抜く。慣れたら徐々に回数を増やしていく。

ポイント

大きく息を吸い込み、ゆっくりと吐き出す動作を繰り返すことがポイント。背中がポカポカとしてくれば、自然と邪気も抜けていきます。

のばす

21

バランスボールで背中をのばす

3分
×数回ずつ

しなやかな身体は背中の柔軟性を高めることが不可欠。肩回りから肩甲骨にかけて背中まわりを伸ばすことで、固まっている筋肉をゆるめ、可動域を広げる。

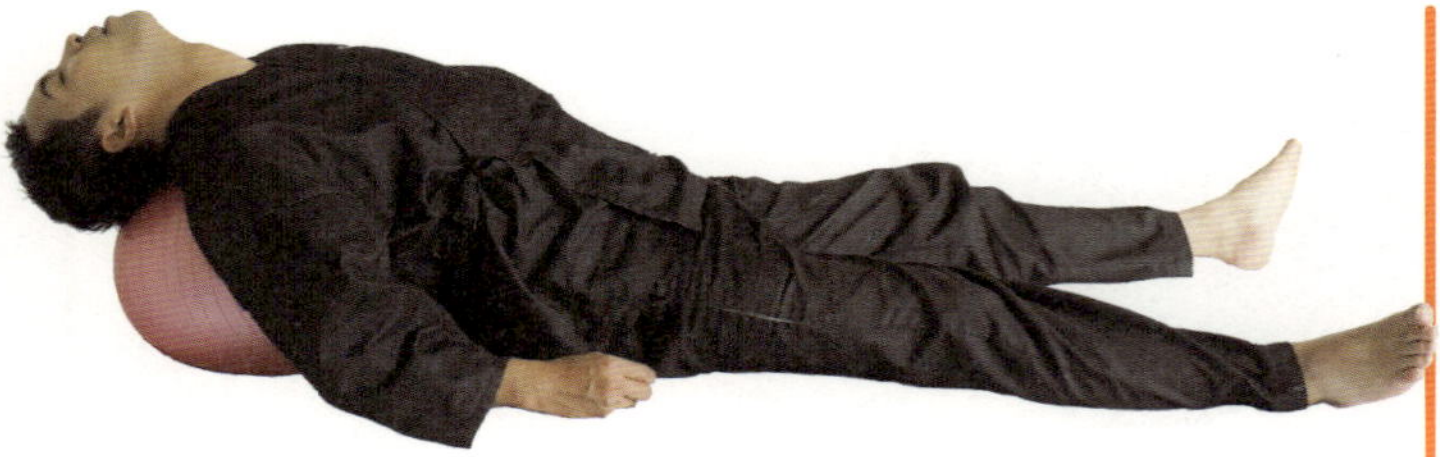

1 あおむけに寝転がり、バランスボールを肩甲骨のところに置く。

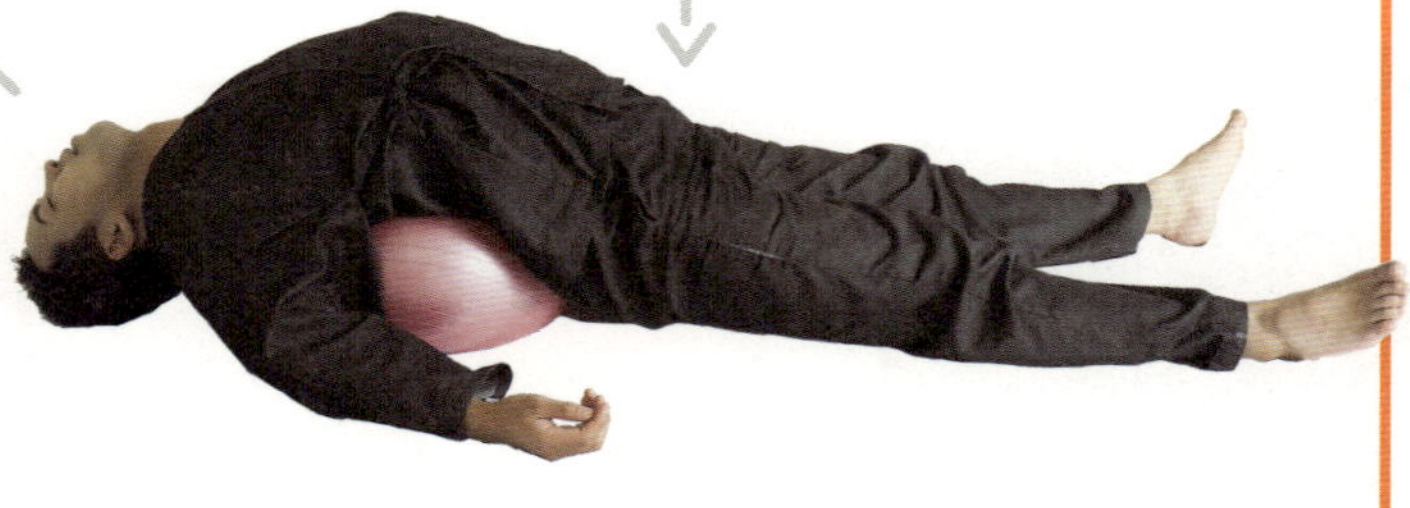

2 肩甲骨に置いたバランスボールを徐々に下へずらしていく。

ポイント

バランスボールは直径50㎝ぐらいの中ぐらいのものがおすすめ。はじめはバランスボールにもたれかかるぐらいから、徐々に全身をあずけられるようにしていくと良いでしょう。

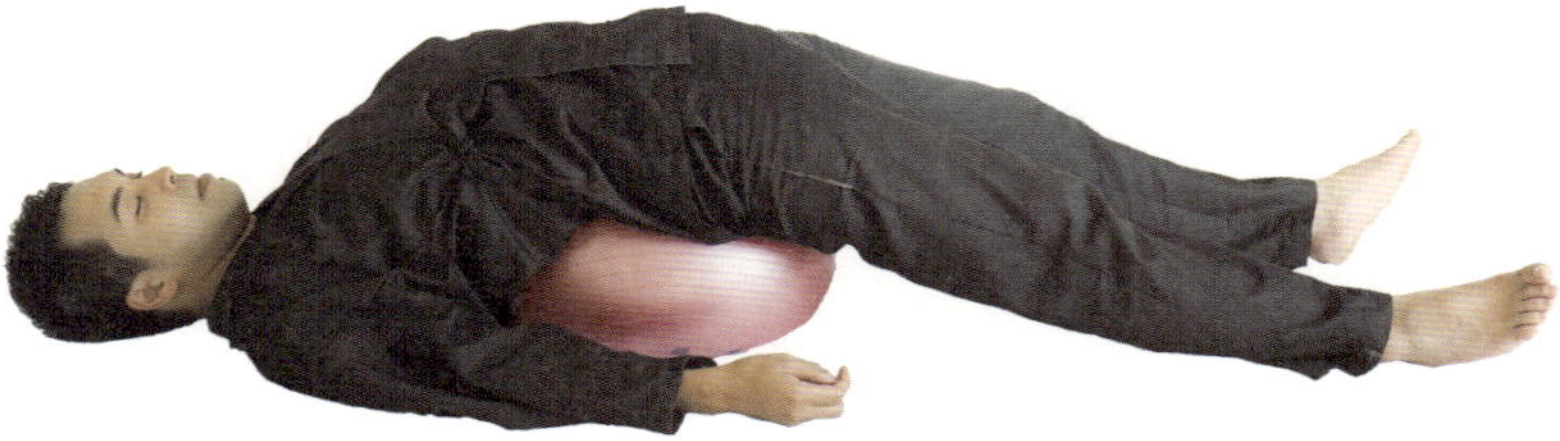

3 またバランスボールを腰の位置へずらす。

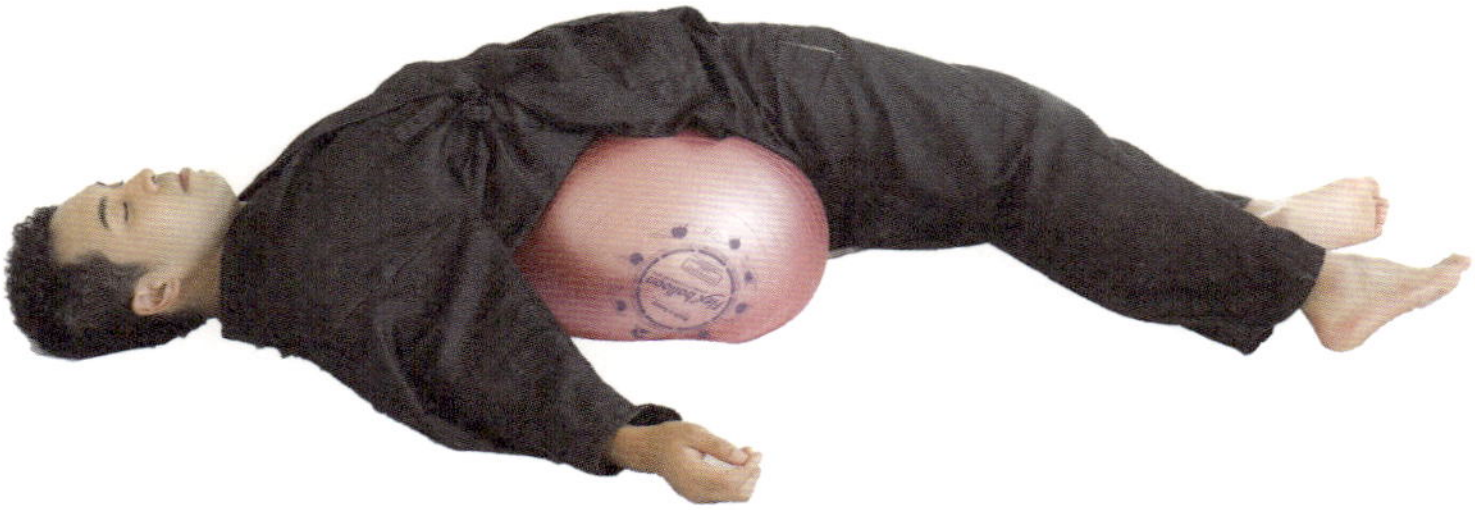

4 腰にバランスボールを置いたまま左右に揺らす。

ほぐす

22

身体を揺らす

3分間×
左右1セットずつ

身体の凝っている部分を感じながら、その部位に気を向けて全身の力を抜いていく。滞っている部分が緩和され、全身の血の巡りが良くなる。

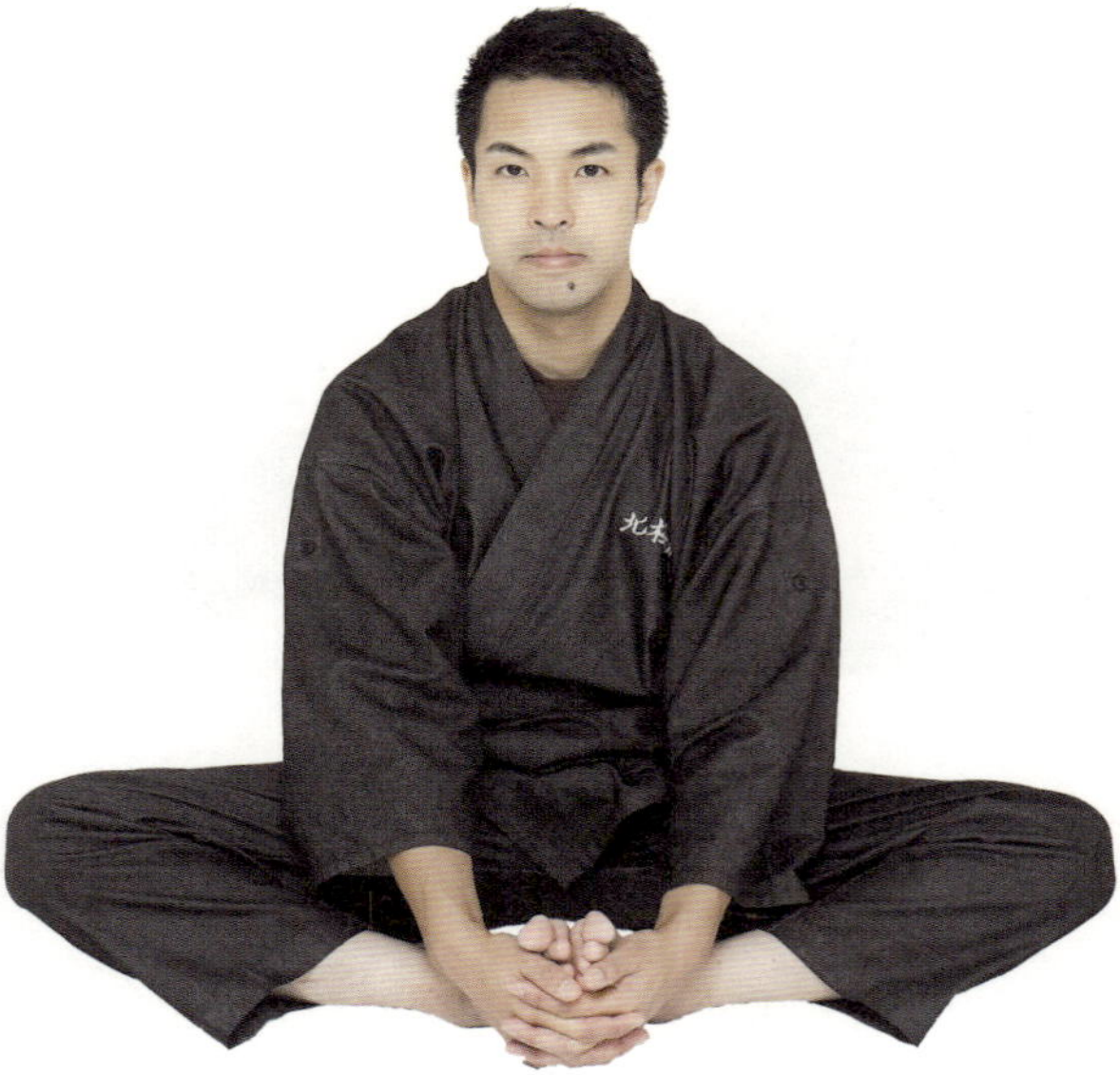

1 全身の力をゆるめて楽な姿勢で座る。両方の足の裏をつけて手で支え持つ。

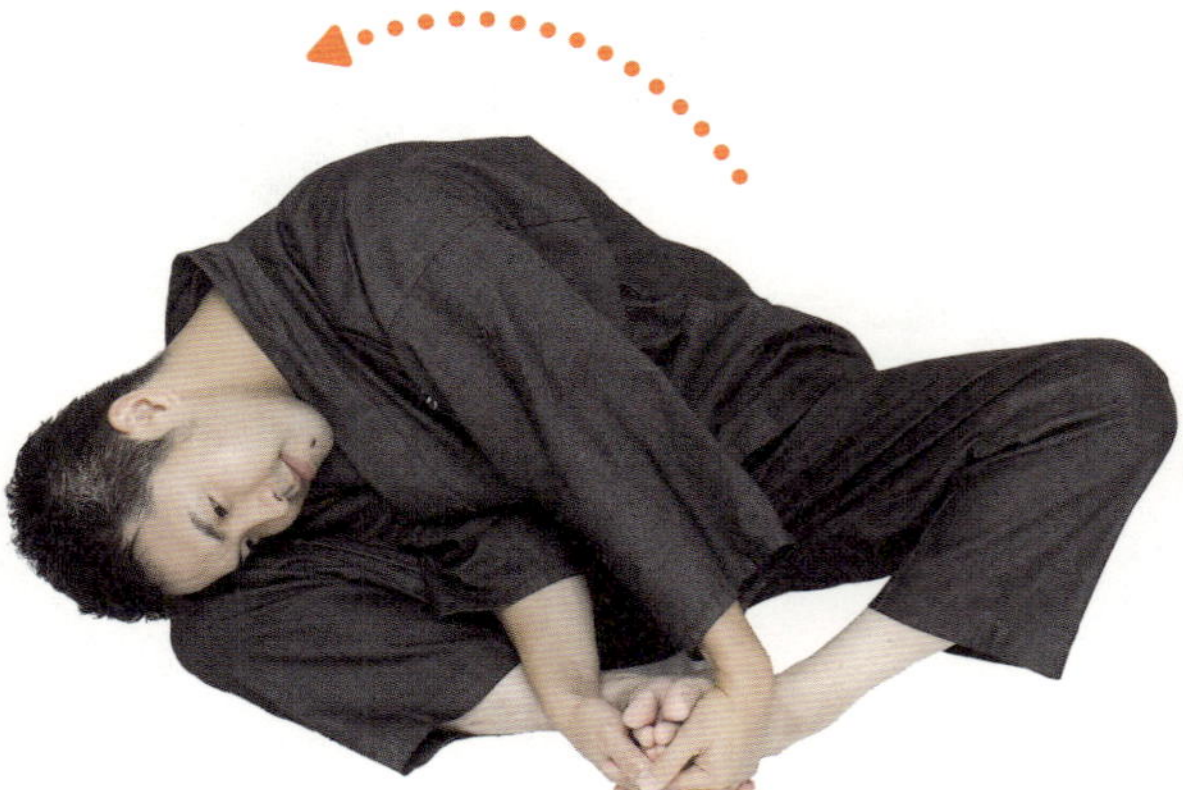

2 手で足を支えたまま、上半身を体重で右に倒す。

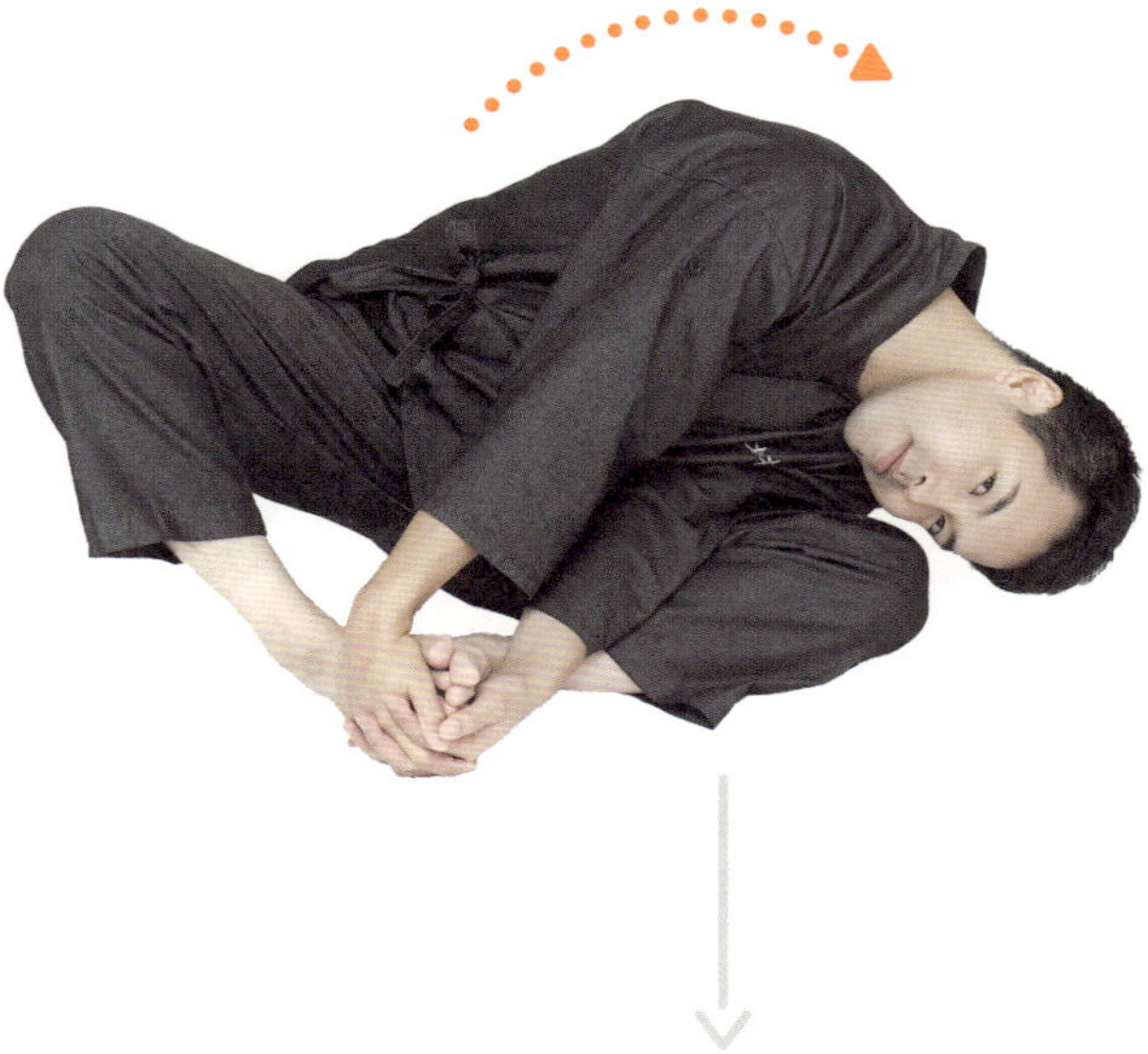

3 次に、上半身を左に倒す。

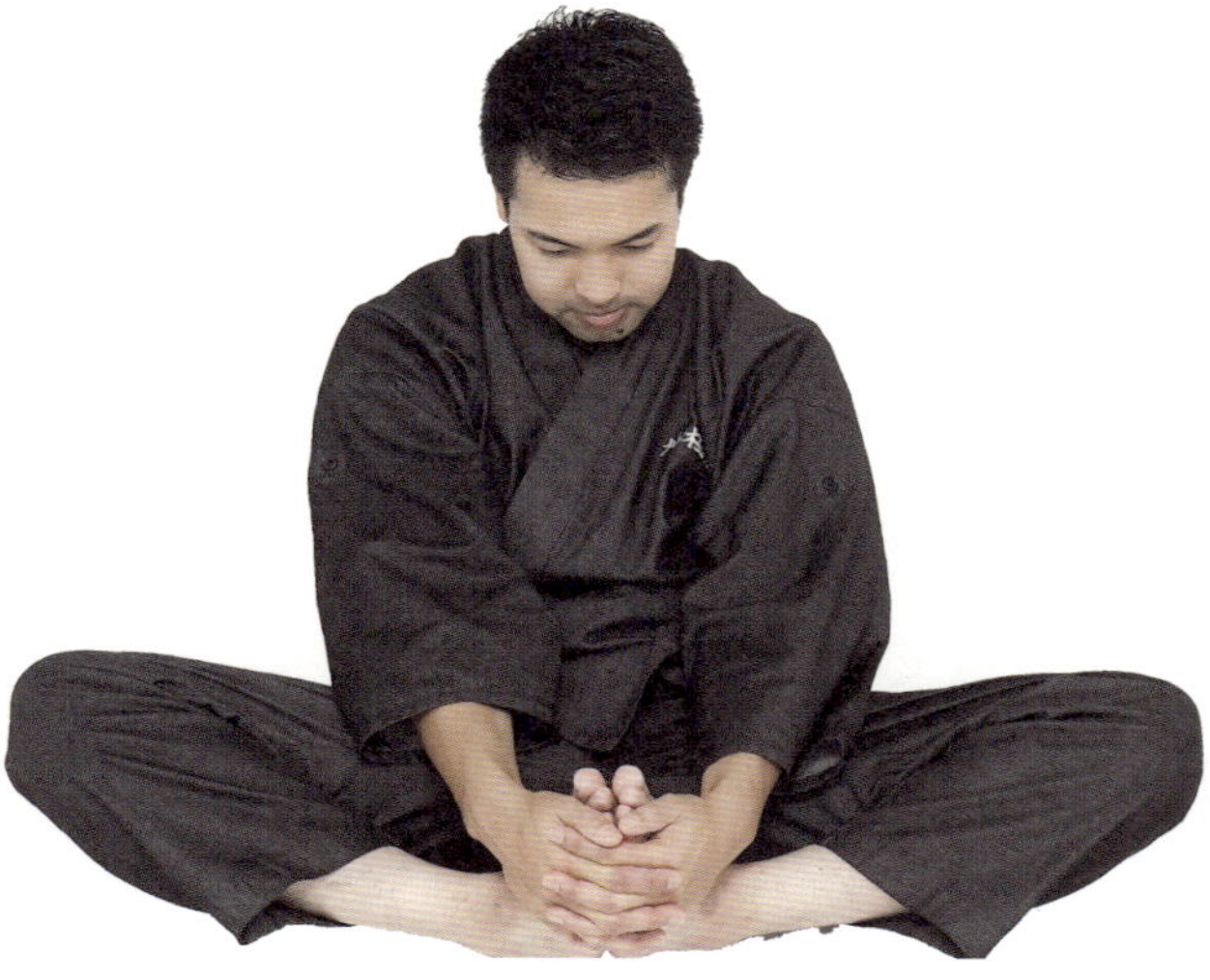

4 上半身を前方へゆっくりと倒していく。また1から繰り返し行なう。身体を曲げることを強制するストレッチではなく、脱力することを意識する。

ゆるめる

23

股《こ》関節をゆるめる

開脚によって、リンパ節を刺激し、下半身の老廃物をスムーズに排出。股関節をゆるめるため、むくみや、生理不順などの改善が期待できる。

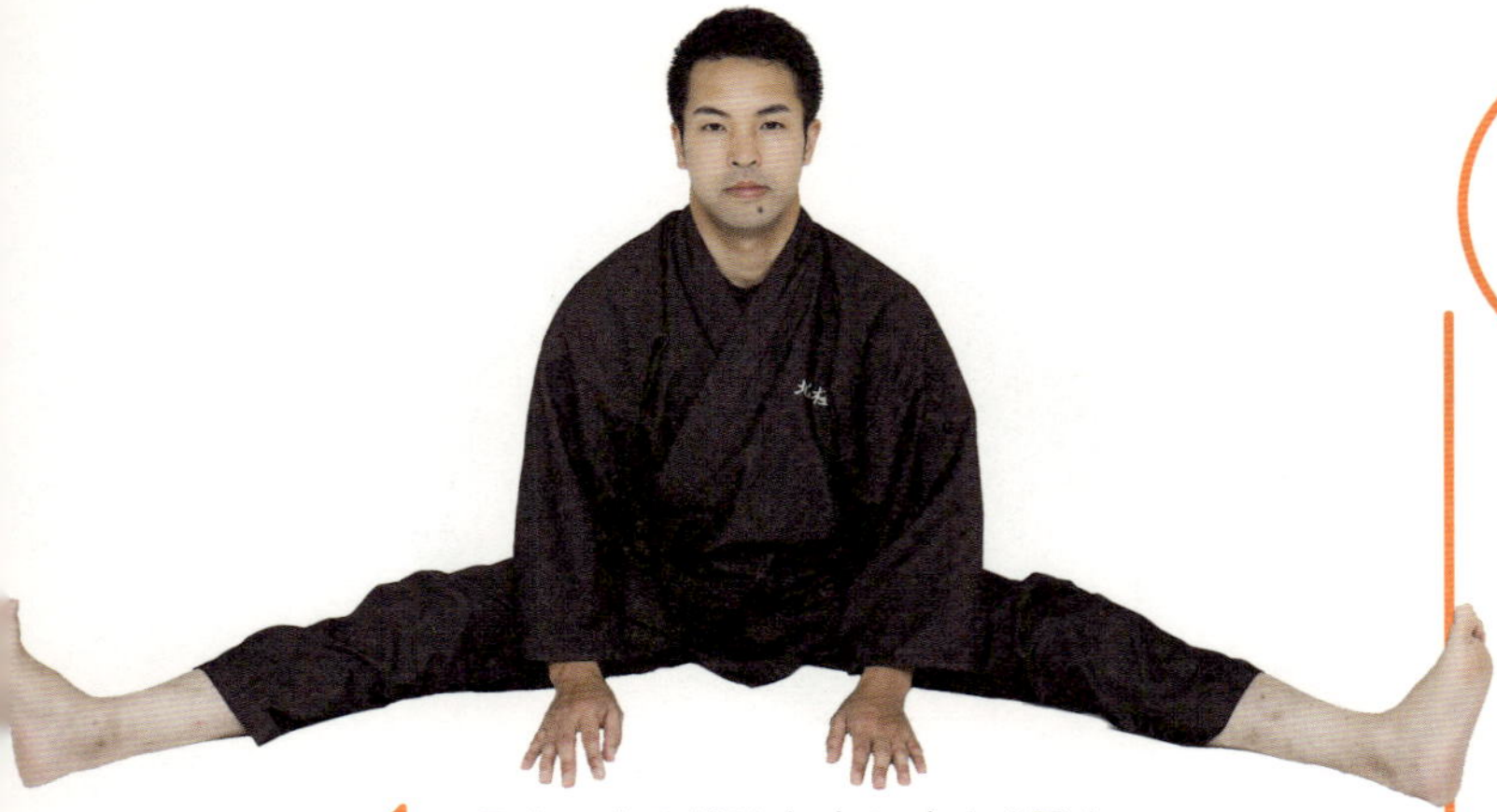

1 足をできるだけ左右に大きく開く。自分が開ける角度まで開けばOK。

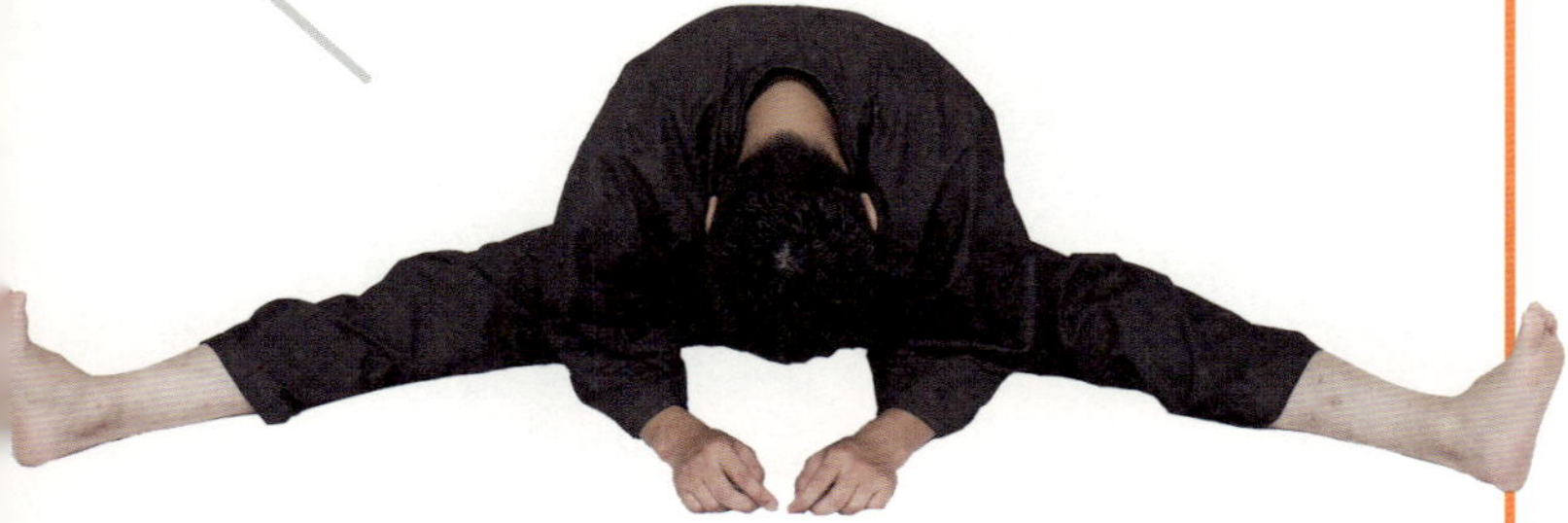

2 息を吐きながら、上半身の力をゆるめ、体重のみでゆっくり前方へ倒していく。

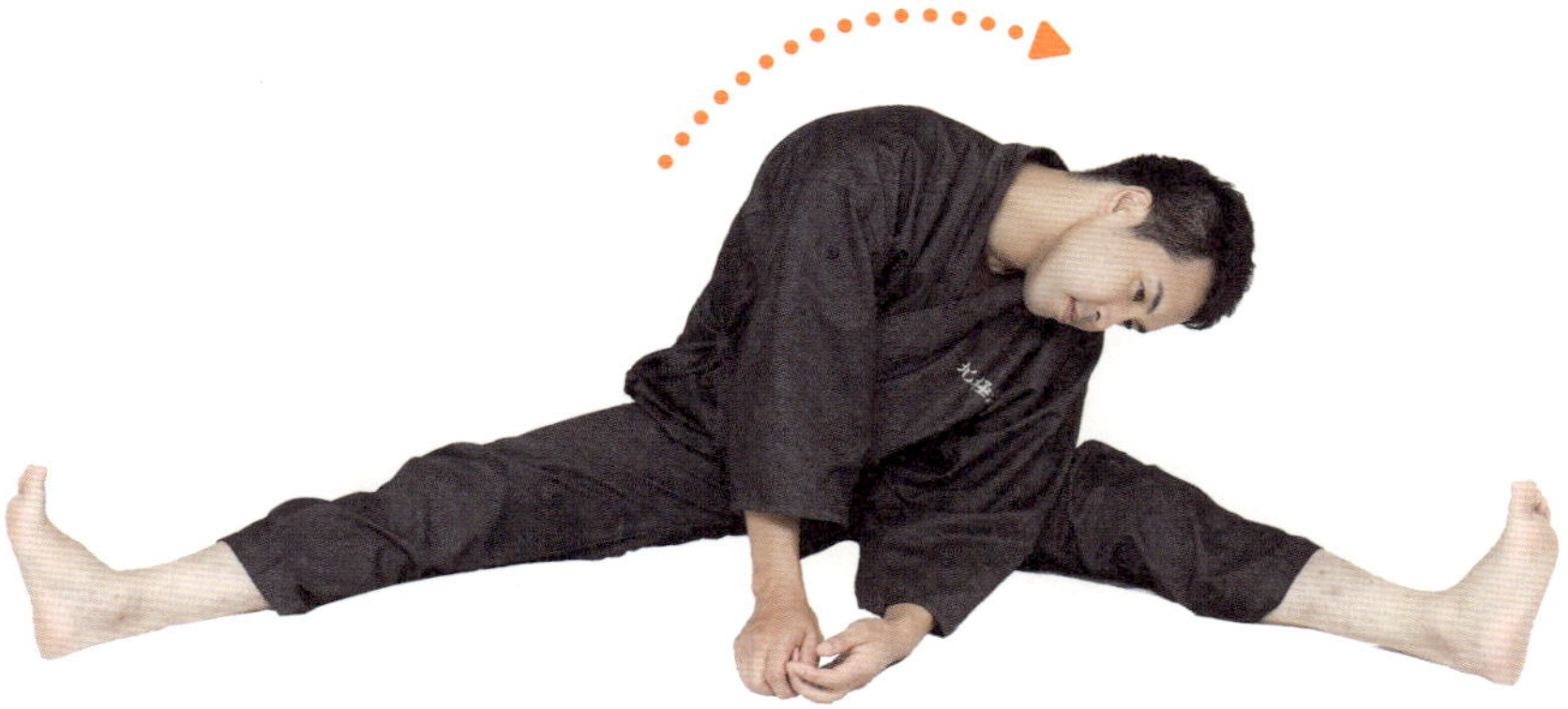

3 そのまま上半身を左へ倒していく。

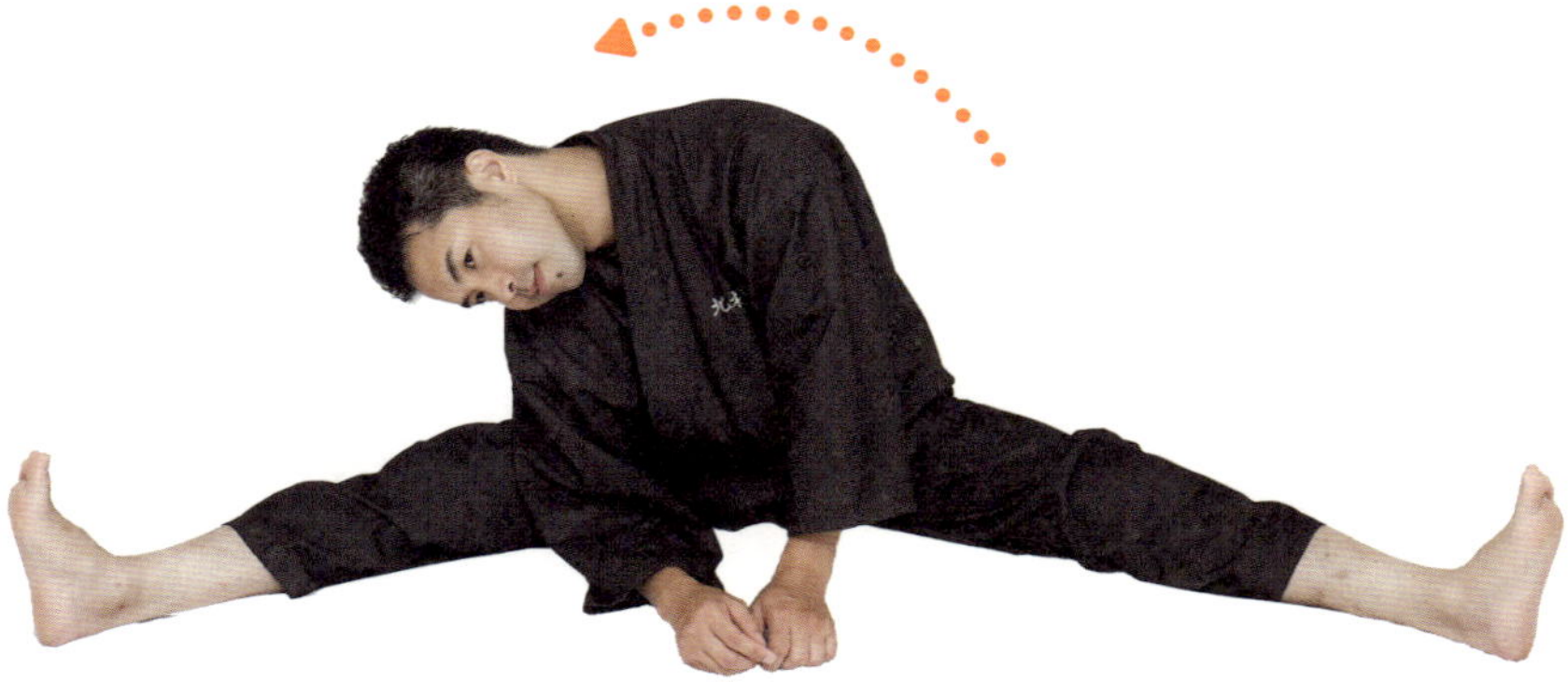

4 そのまま上半身を右へ倒していく。

ポイント

股関節の近くにあるそけい部には、下半身のリンパ液が集まるリンパ節があり、筋肉が固まると、老廃物が溜まる傾向に。そのため、足のむくみ改善にはこのリンパ節を刺激することがカギ。身体をやわらかくするストレッチではなく脱力することに意識を向けることも重要です。

ゆるめる

24 一気に力を抜く

3回
×2セット

肩甲骨回りを中心にゆるめて可動域を広げる。また緊張とゆるみを繰り返し行なうことで、力《りき》みのクセをはずしていく。

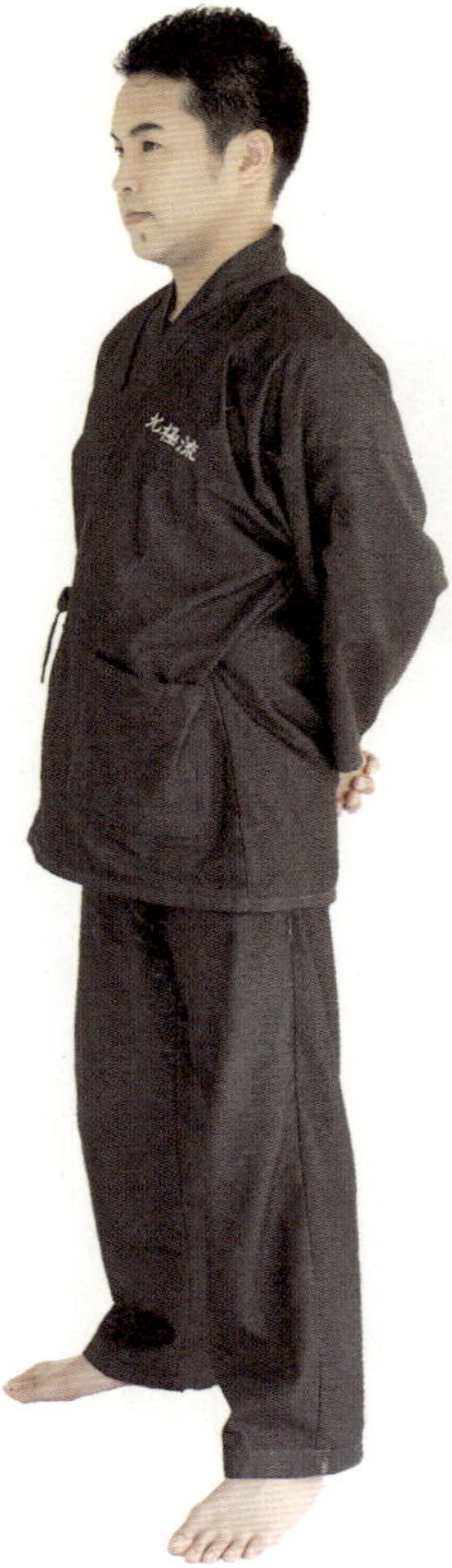

1 肩幅に足を開き、後方で両手を組む。

バリエーション

一気に力を抜いてゆるめる

①リラックスした状態で肩幅に足を開きます。
ぐっと全身に力を極限まで入れていきます。

②充分に力をためたら、一気に脱力します。1回だけでも全身のムダな力が抜けます。

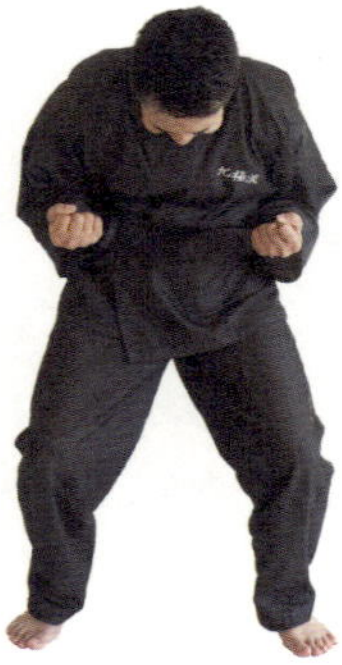

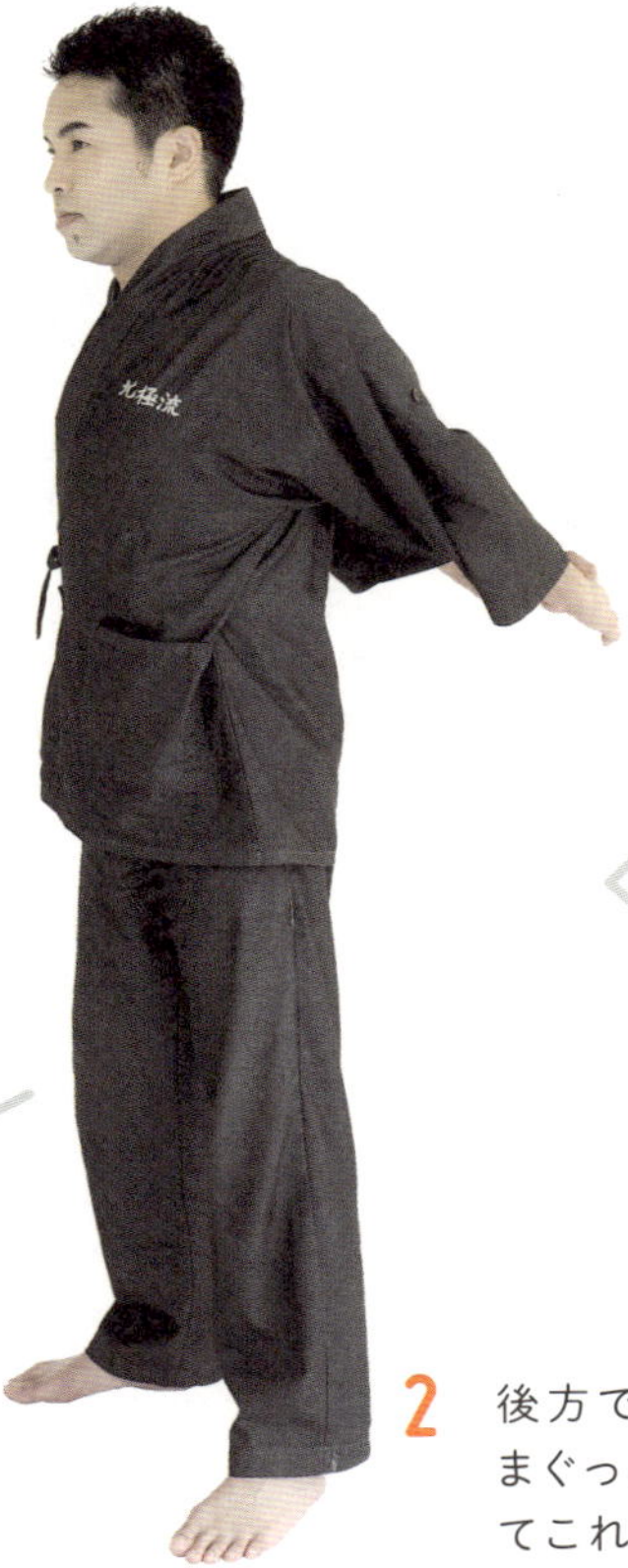

2 後方で両手を組んだままぐっと上へ持ち上げてこれ以上いかないところまで大きく息を吸う。

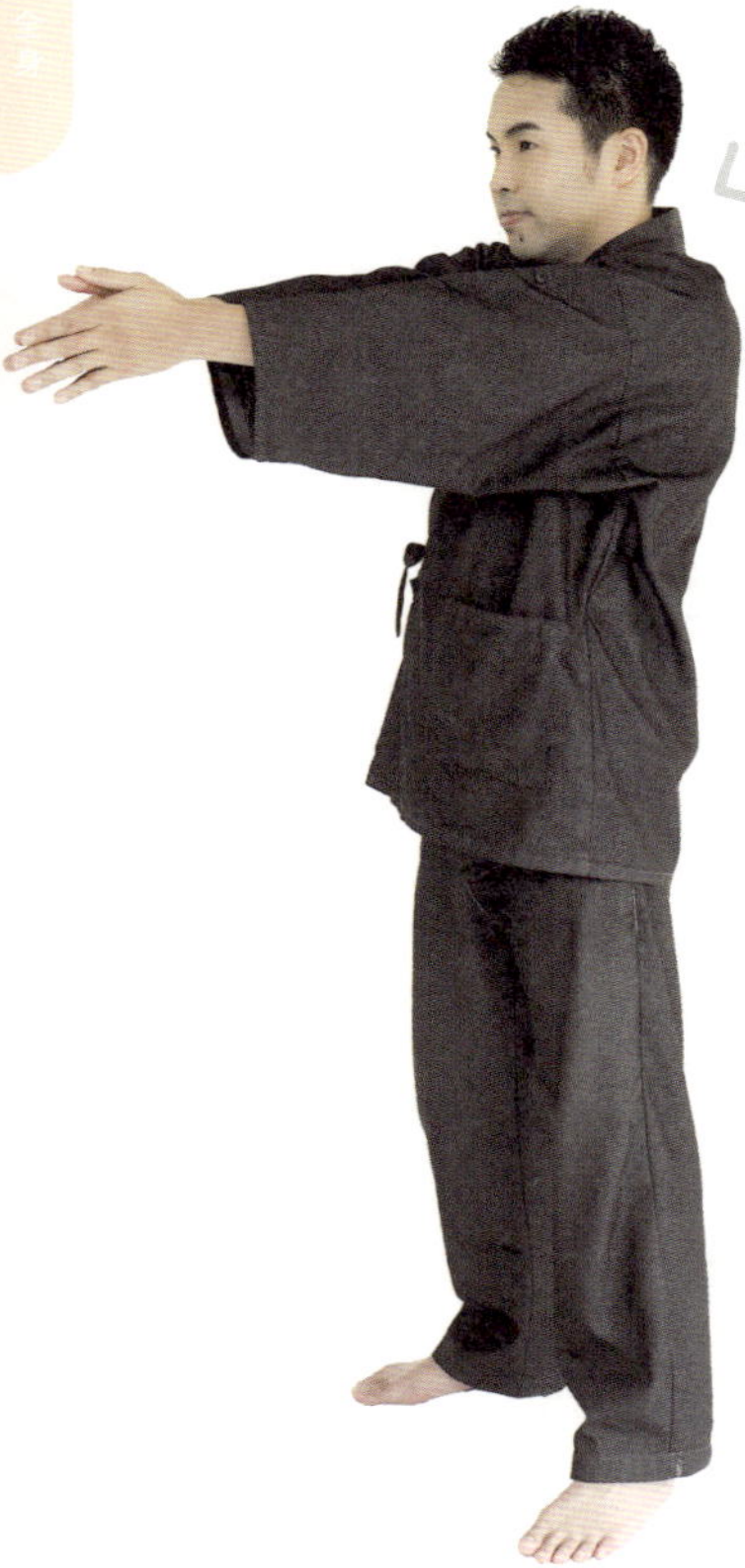

3 後方で組んだ手を息を吐きながら力を込めて吐き、吐き切ったら勢いをつけて一気に組んだ手をはずす。その勢いのまま前方でバンと両手を叩く。

ほぐす

25 背中を揺らす

5分
×数回ずつ

パートナーに身体を優しく触れてもらうだけでもリラックス効果が高まり、心地良さを実感できる。また、背中全体がゆるむ。

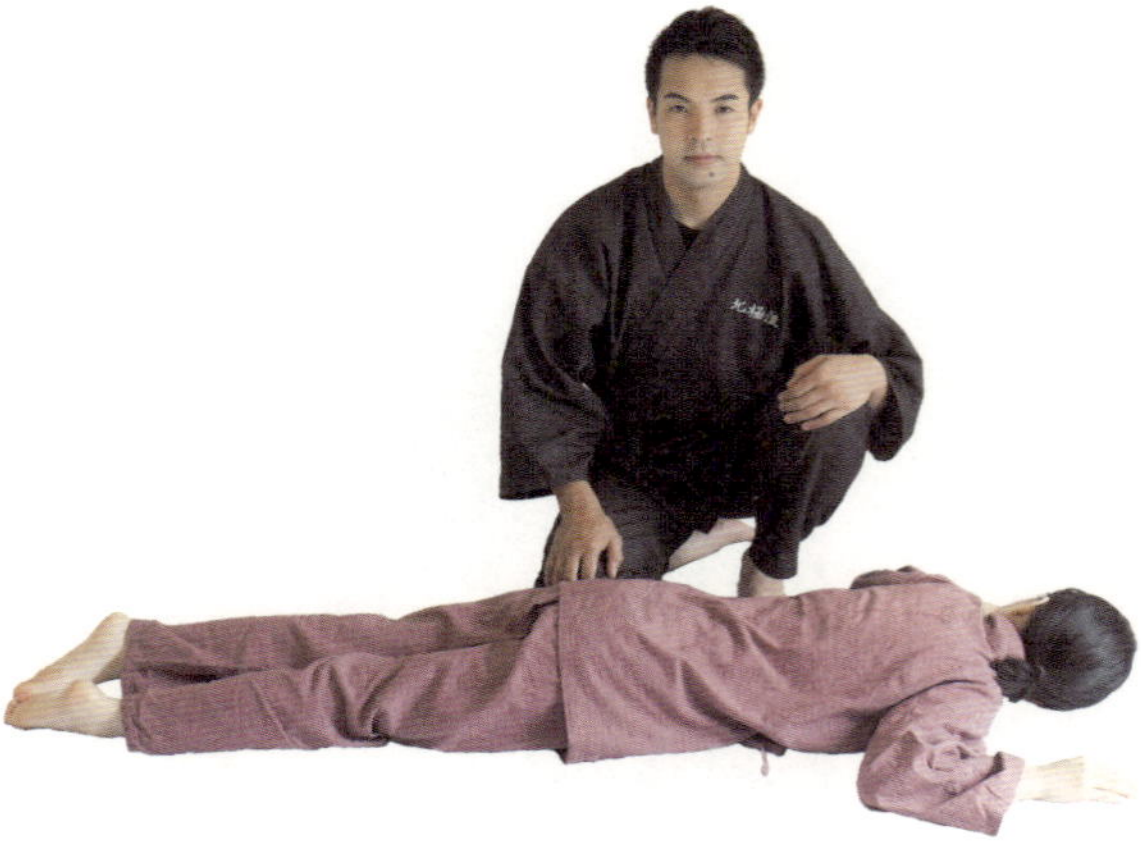

1 リラックスした状態でうつぶせに寝る。パートナーの方は床にひざを立てて、向かい合わせに座る。

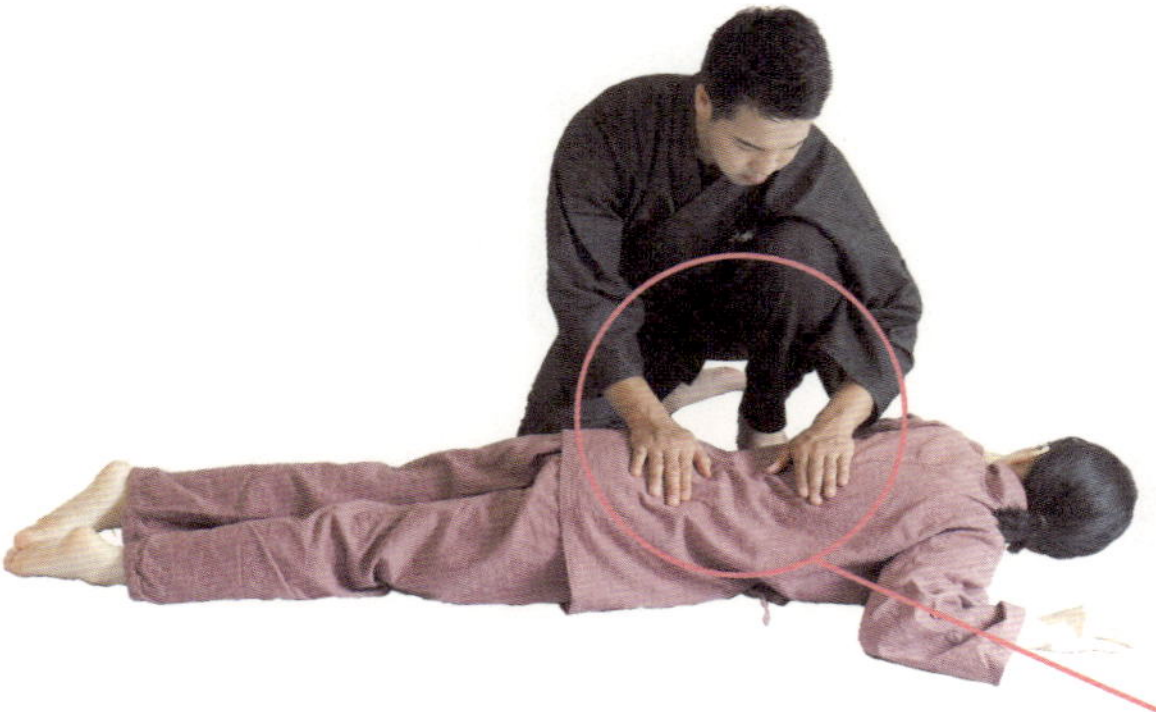

2 パートナーは尾てい骨の上に右手をあてながら下から順に軽く手をあてて、左右にゆすっていく。ゆっくりと丁寧に繰り返し行なう。

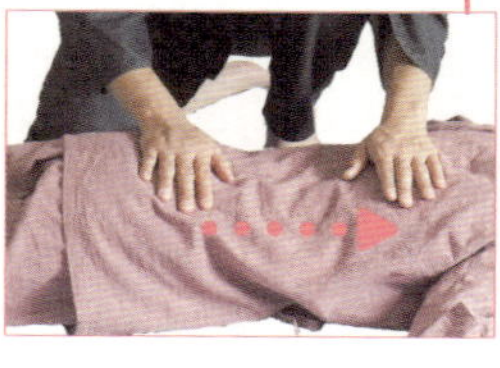

尾てい骨の起点から徐々に上にずらして左右にゆすります。無理やり行なわずに手を優しく沿える程度がベスト。ゆっくりと丁寧に行ないましょう。

ほぐす

26 腰を揺らす

5分
×数回ずつ

パートナーとコミュニケーションをとりながら全身をほぐしていく。揺らす動作には、自律神経を安定させ、疲労回復を促す働きもある。

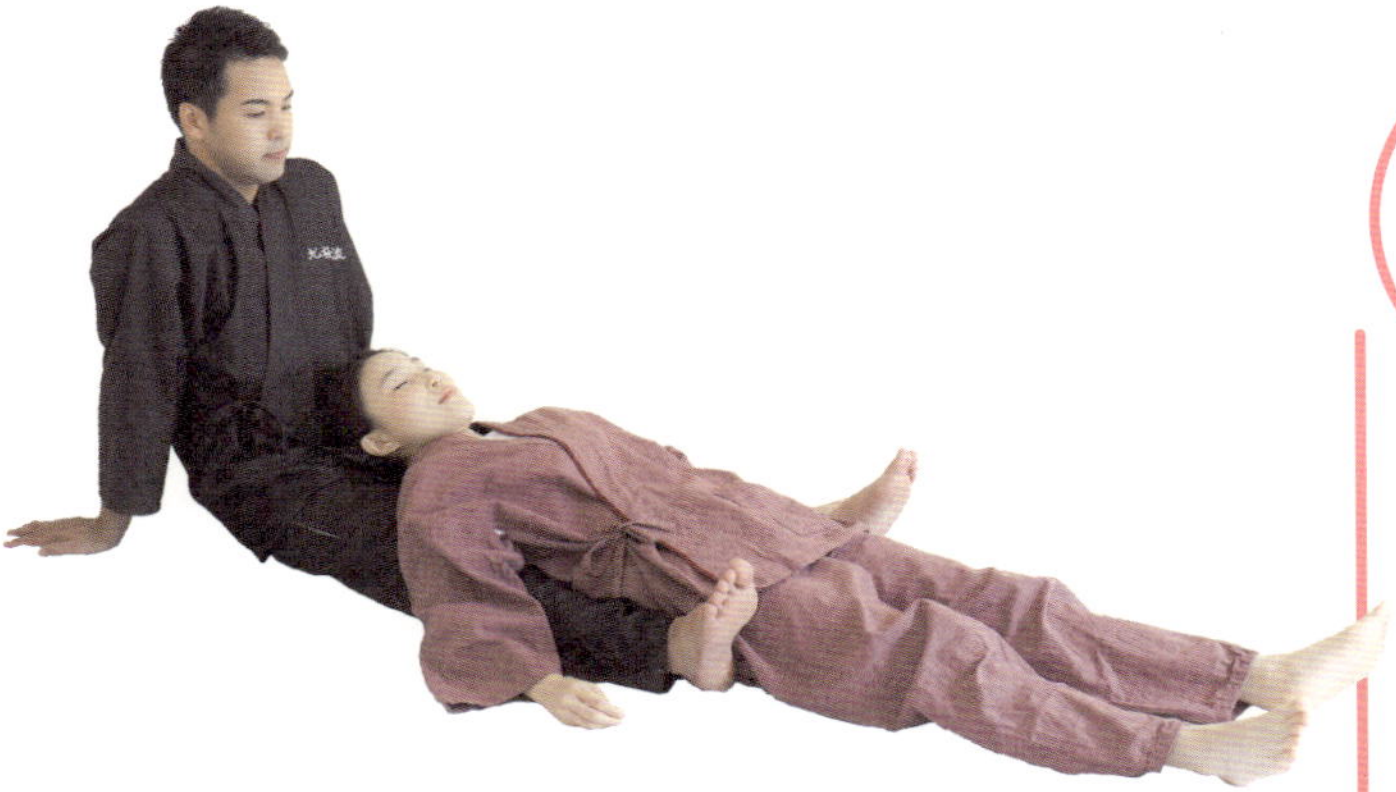

1 床に足を投げ出した姿勢で座る。相手の頭がお腹のところにくるように、足で支える。

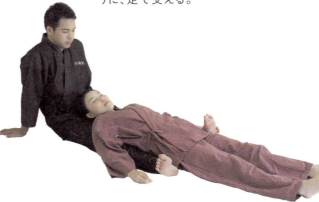

2 足を右、左と交互に、相手の腰をゆっくりと揺らしていく。

ポイント

相手の上半身をひざ下から支えるようにして、足と足の間に上半身をはさみこむように支えます。ちょうど腰の部分に足首があたるように行ないましょう。

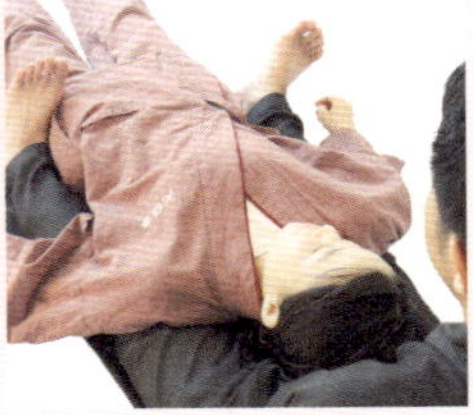

のばす

27 背負い合い

1回ずつ×交互に

前傾姿勢が癖になると背中は力《りき》みが抜けない状態になりやすい。このワークを行なうことで肩こりや、腰痛を軽減する。

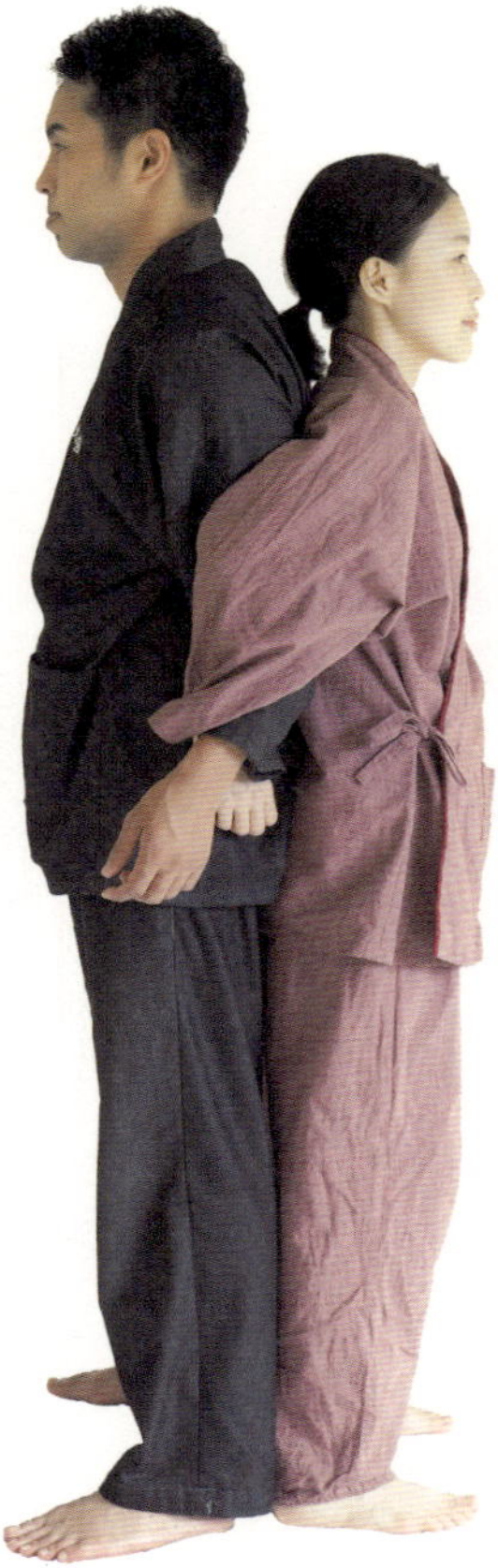

1 足を肩幅に開き、背中合わせになって、両腕を相手の腕にからませていく。

ポイント

背負った後に相手の腕をまっすぐ伸ばしてあげると、肩甲骨回りがほぐされて血の巡りも良くなります。ゆっくりと丁寧に行ないましょう。

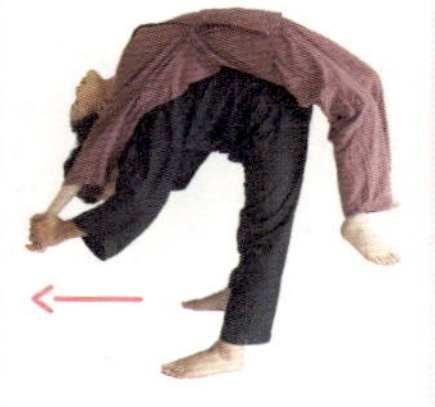

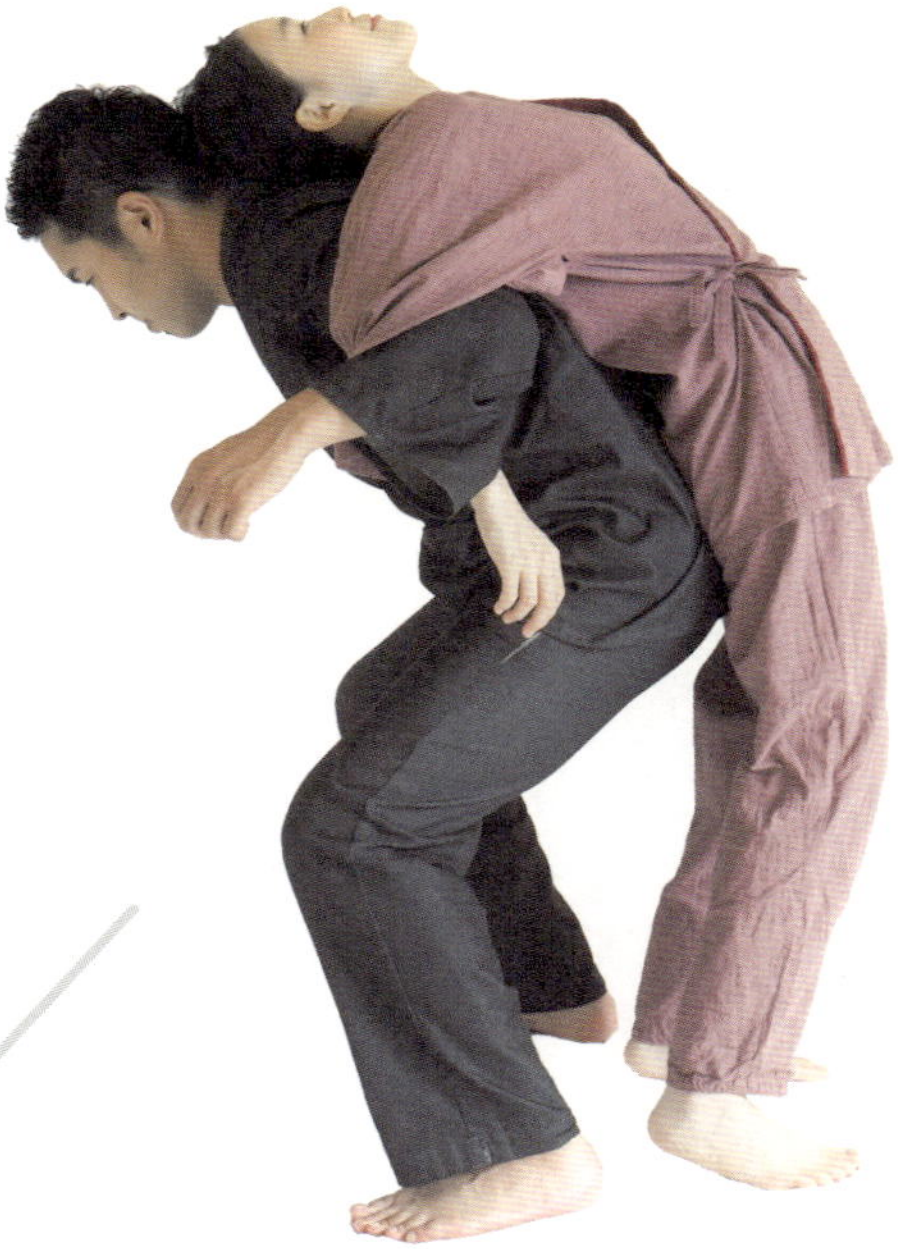

2 腰を落として、相手のお尻の下に自分のお尻を入り込ませて全身で支える。のせる相手の身体がかたい場合はもたれるだけでもOK。

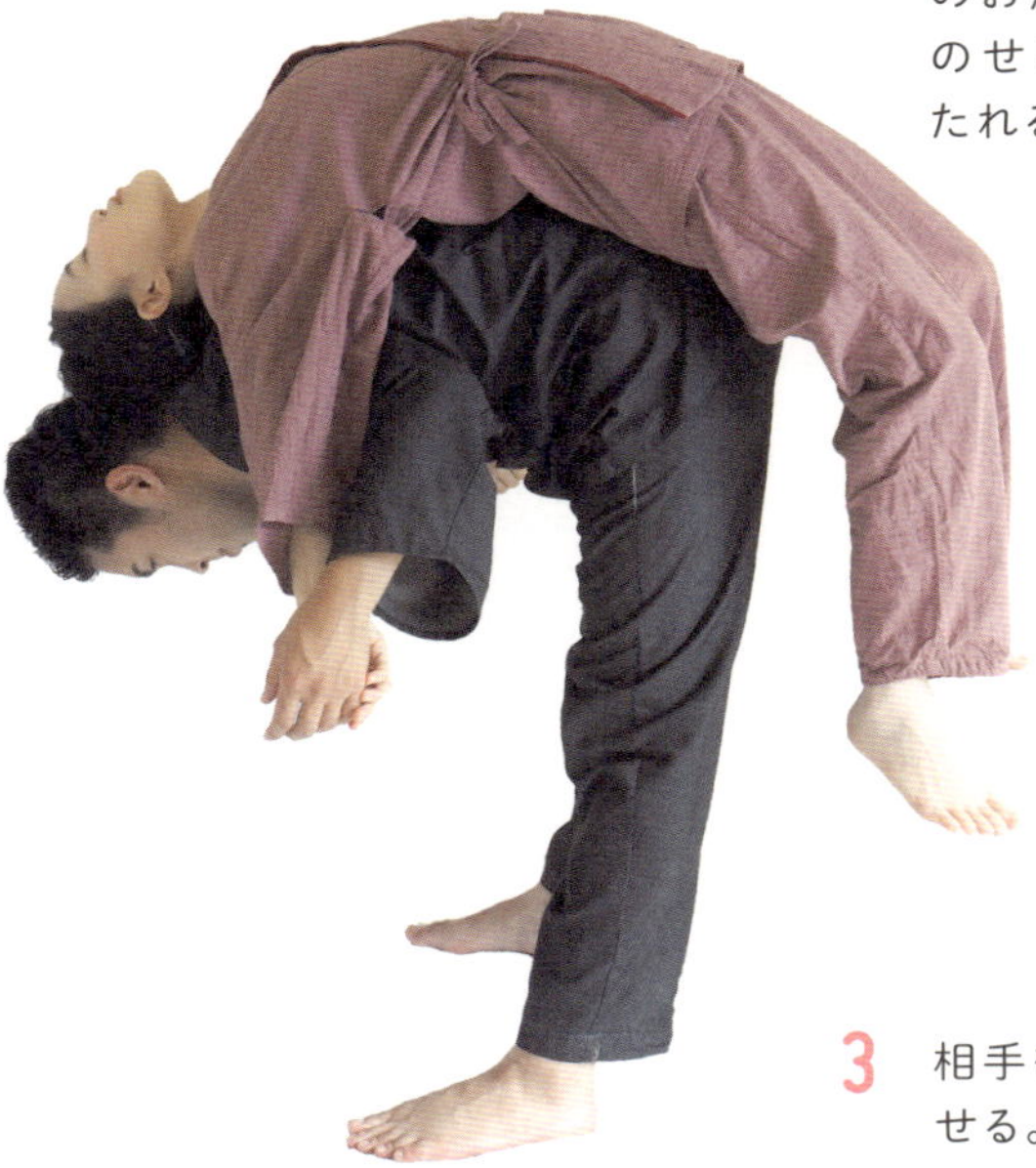

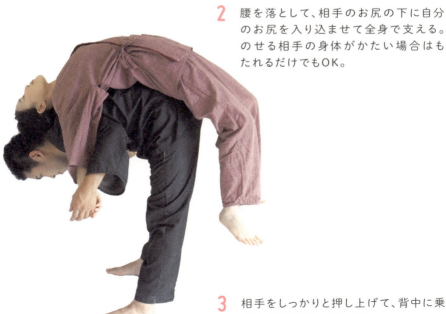

3 相手をしっかりと押し上げて、背中に乗せる。軽くゆすってもOK。

のばす

28 肩甲骨バタバタ体操

3回
×2セット

長時間前かがみの姿勢を続けていると胸部から肩甲骨にかけてのこわばりによって呼吸が浅くなる。胸を開く動作を行なうことで、深い呼吸になる。

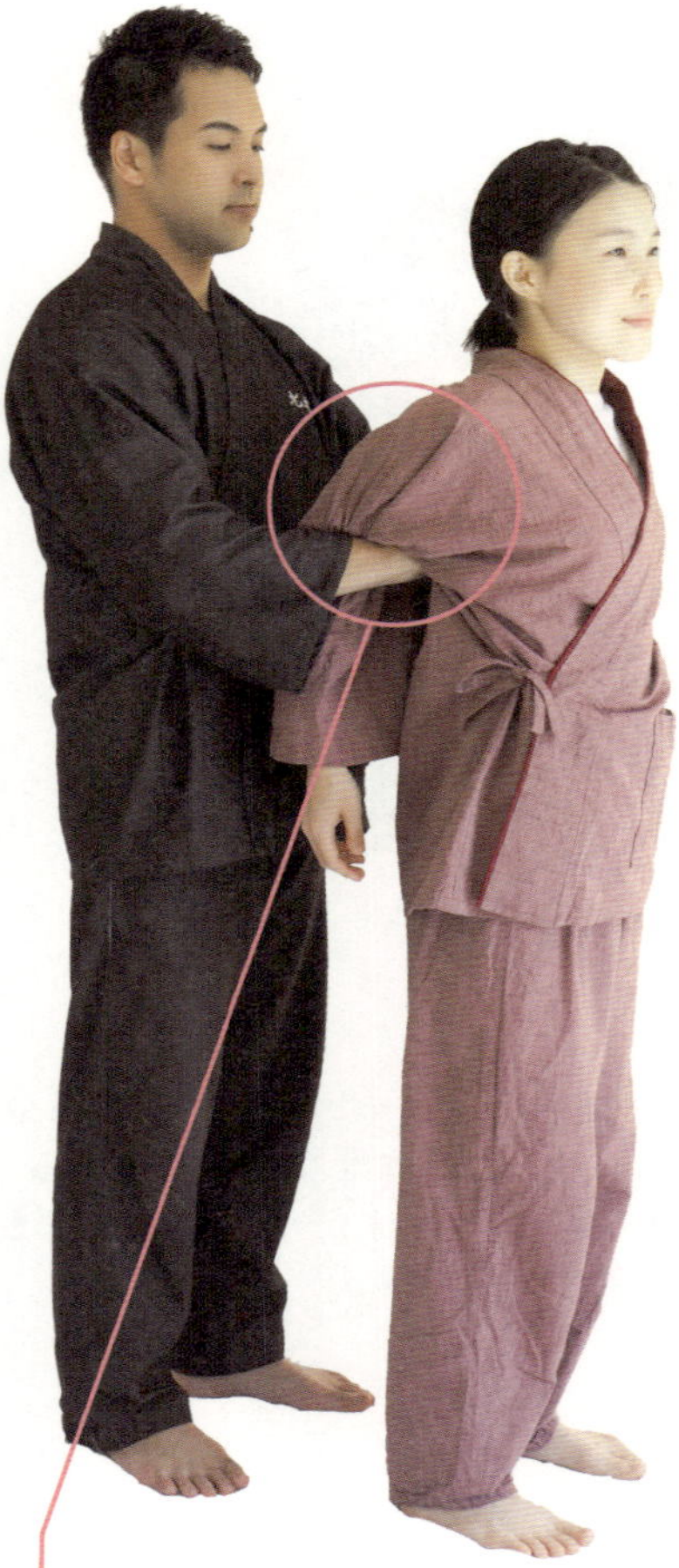

1 相手の後ろに立ち、両腕を持ち上げ、肩甲骨の部分に両手をあてる。

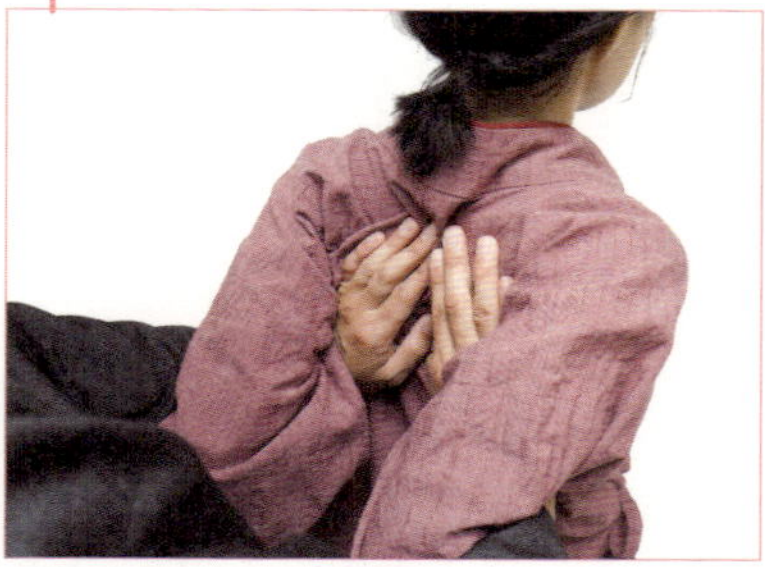

ちょうど肩甲骨の部分に両手がくるようします。三角を形づくるように肩甲骨にあてるのがポイント。

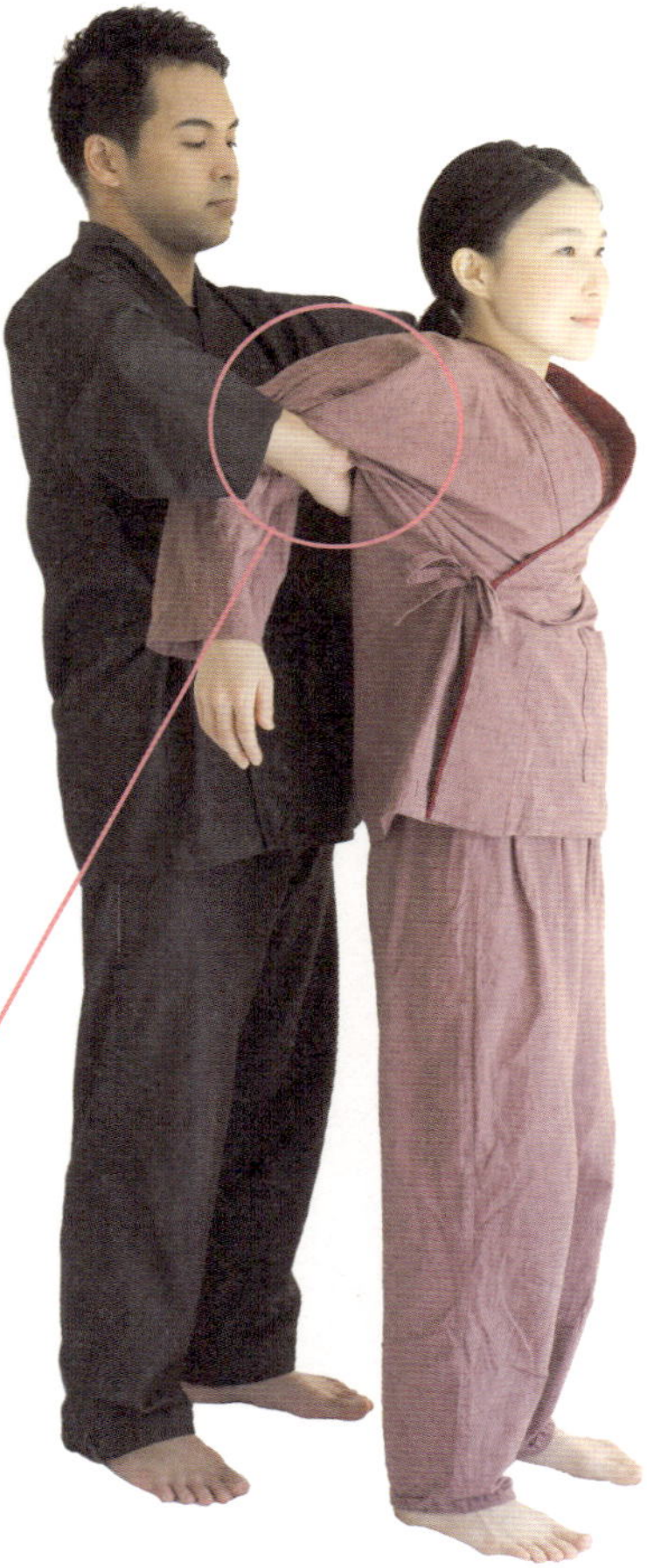

2 肩甲骨に両手をあてたまま、両腕をゆっくりと持ち上げていく。慣れてきたら回数を増やしていっても良い。

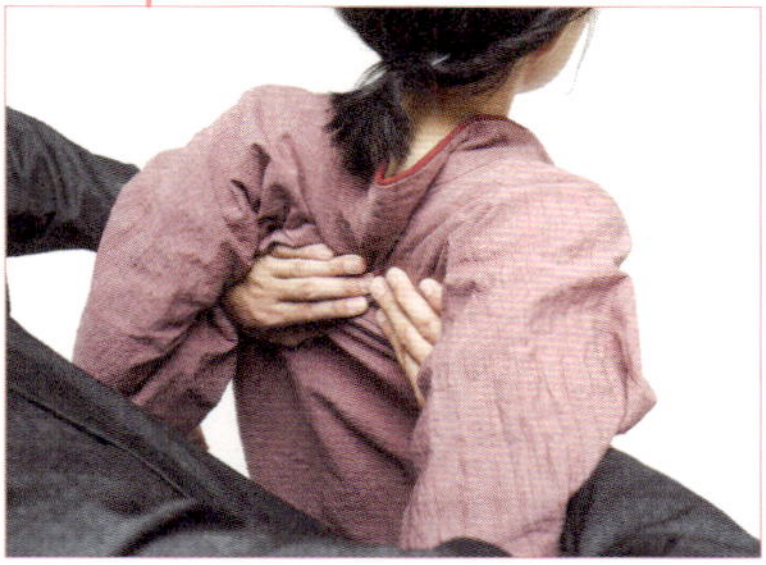

肩甲骨にあてた両手の指先をつけ、そのまま両手を直線にすればしぜんと両腕が上がります。

ほぐす

29

感情のエネルギーを抜く

負の感情は知らない間に身体に蓄積され、主に肩甲骨回りに集中する。負の感情の蓄積を抜くことでエネルギーの循環をスムーズにしていく。

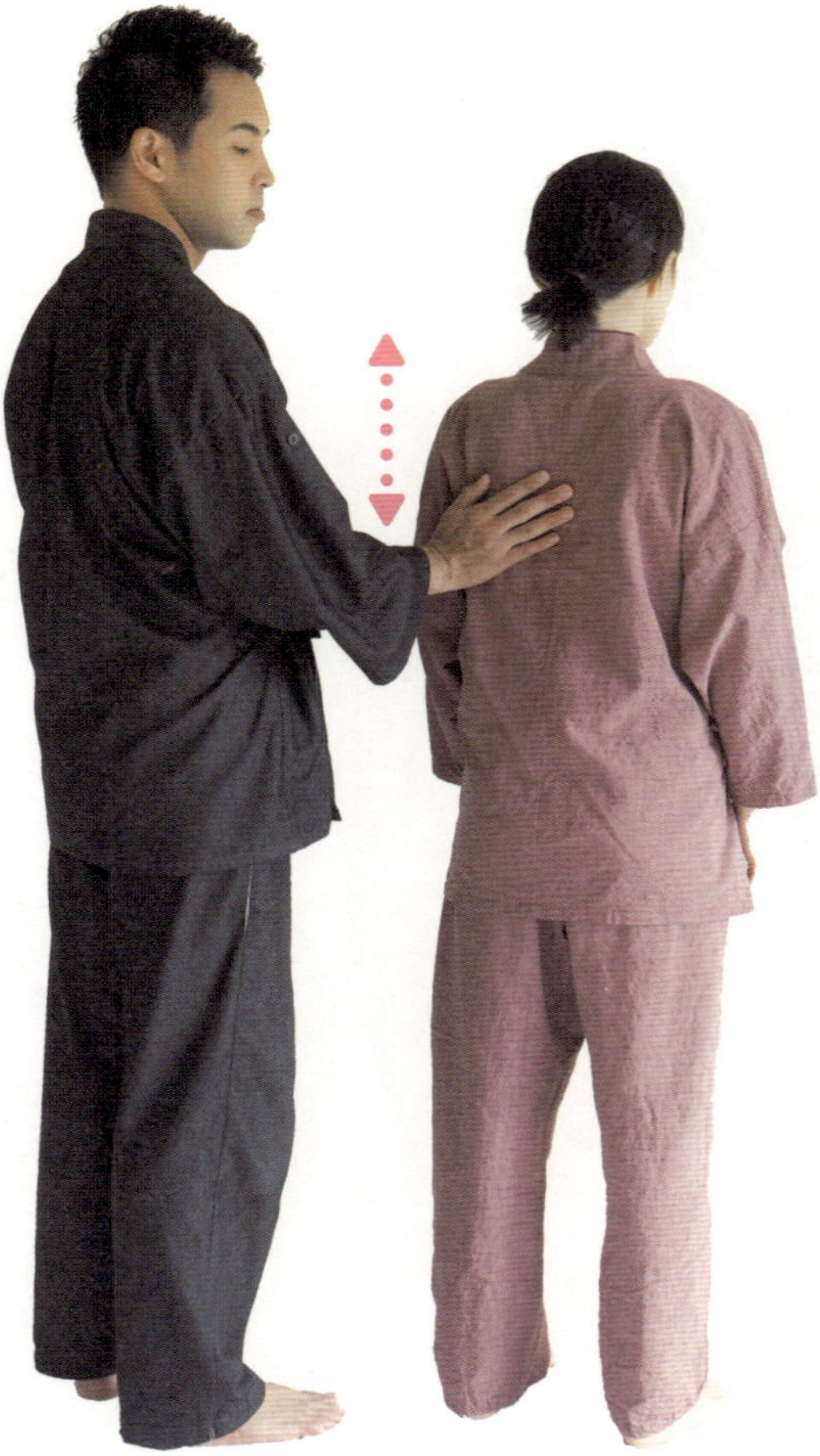

1 相手の後方に立ち、肩甲骨に右手、もしくは左手を置く。肩甲骨の下のくぼみに沿って上下に繰り返し、さすっていく。

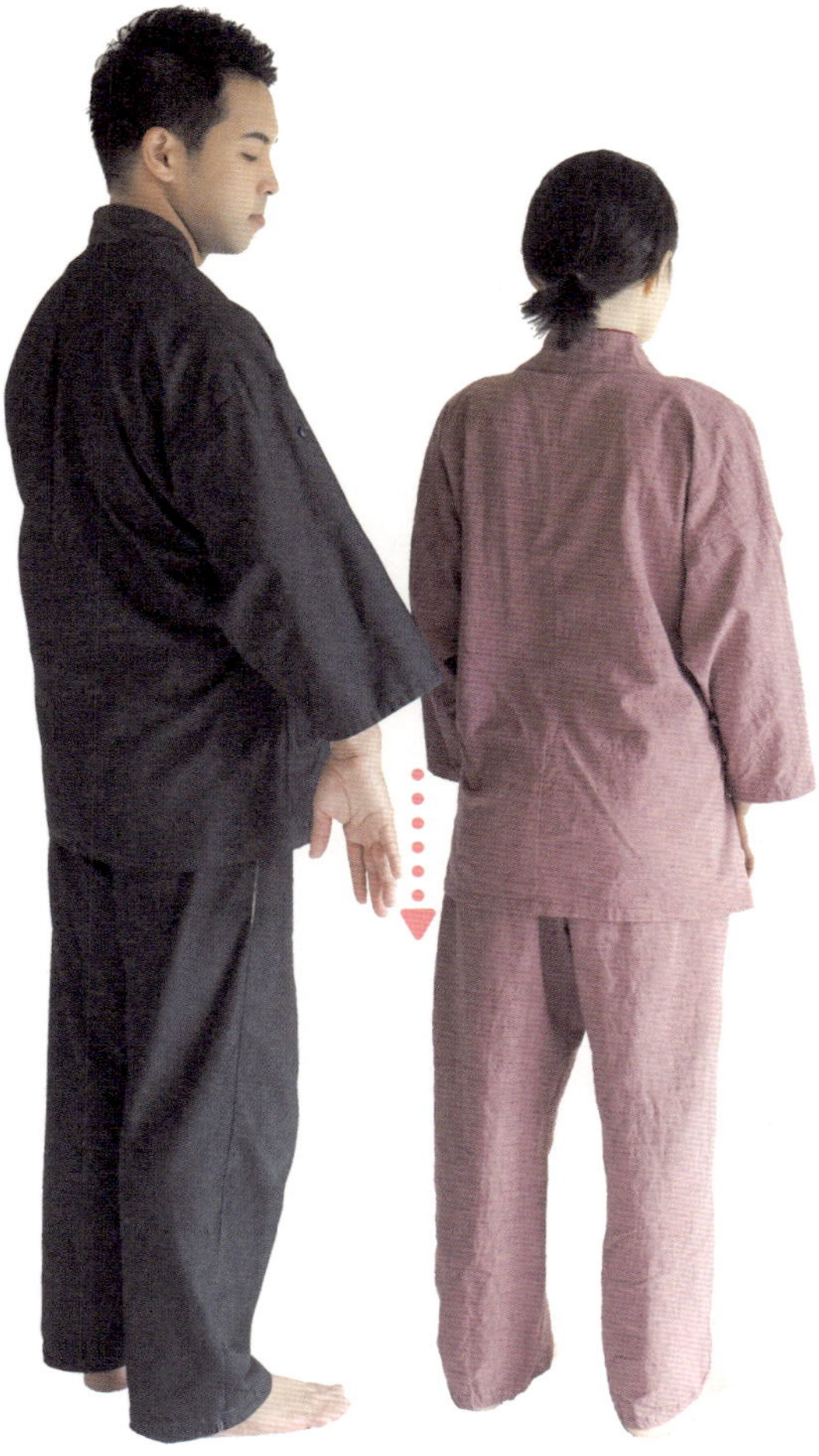

2 ネガティブなエネルギーを払うイメージで手で払い落としていく。払い落としたあとの空間に向けて息をふっと吐き、邪気を払う。

ゆるめる

30 肩甲骨ゆらし

左右1回
×3セット

長時間のデスクワークで猫背《ねこぜ》になる姿勢は、首から肩、腰にかけて凝り固まり、冷えの原因にもなる。肩甲骨の動きをなめらかにして、肩こりや腰痛を改善させていく。

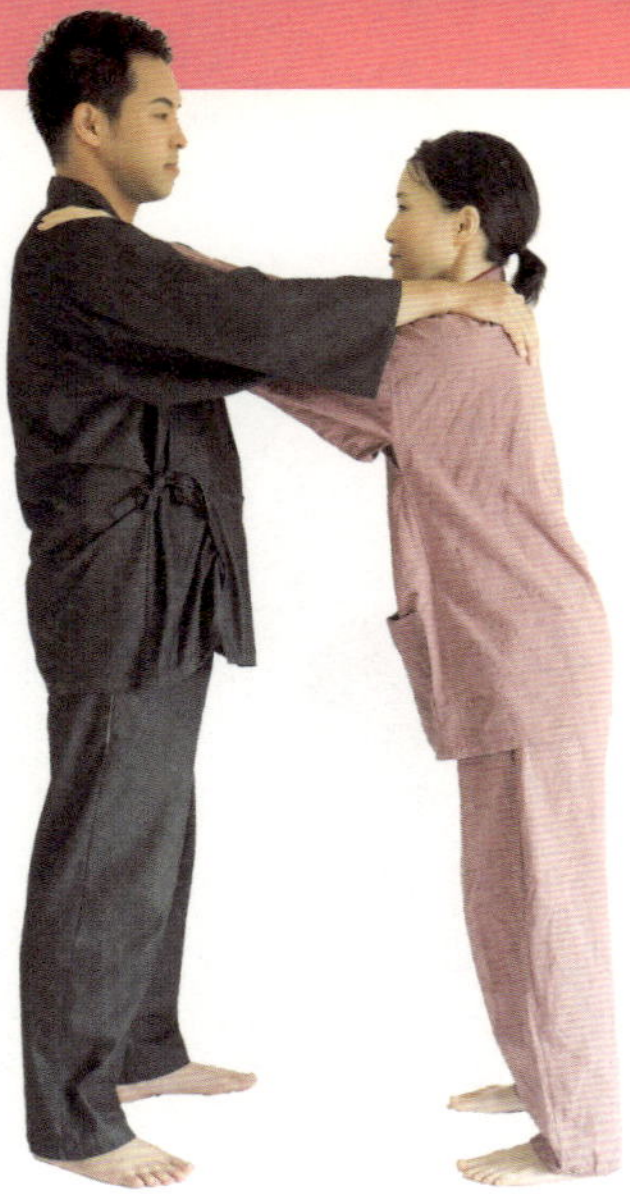

1 足は肩幅に開き、相手と正面で向かい合い、お互いの肩に手を置く。

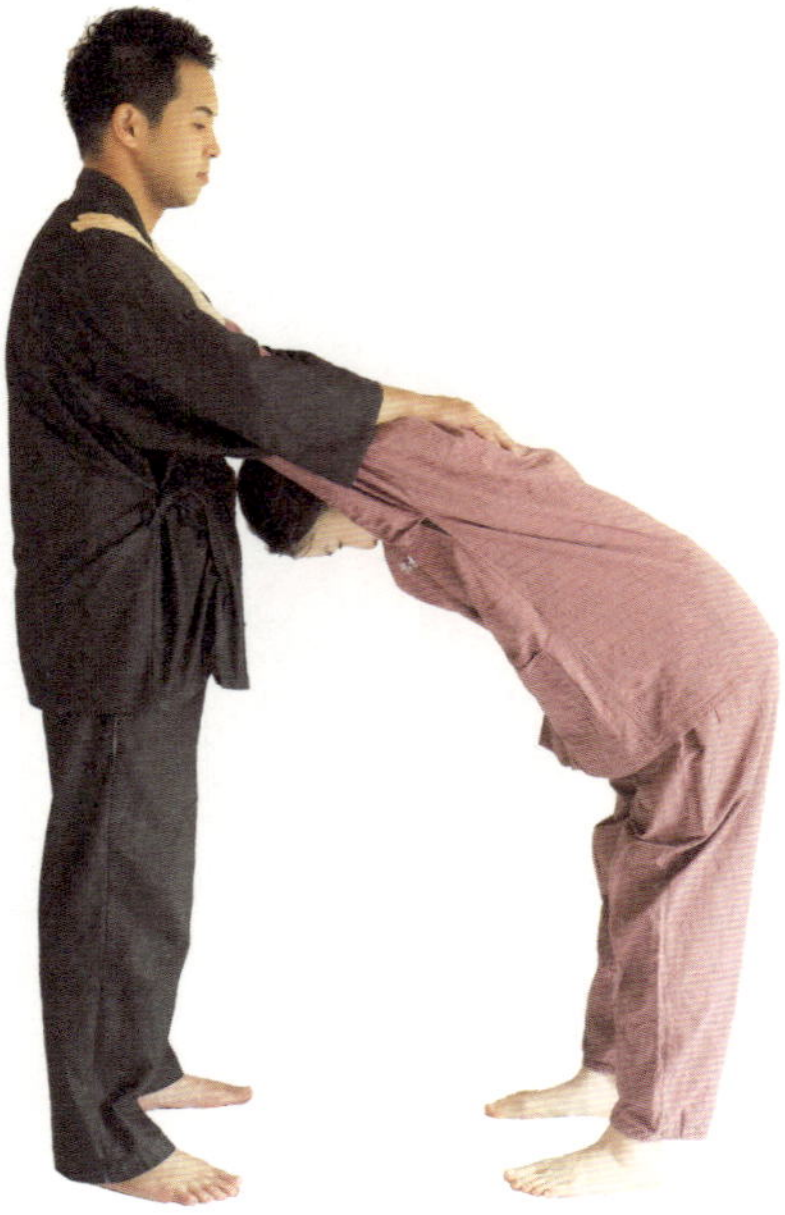

2 受ける側は相手の肩に手を置いた後、前屈して首を中に入れる。施術する側は相手の肩甲骨の上に軽く手をのせる。

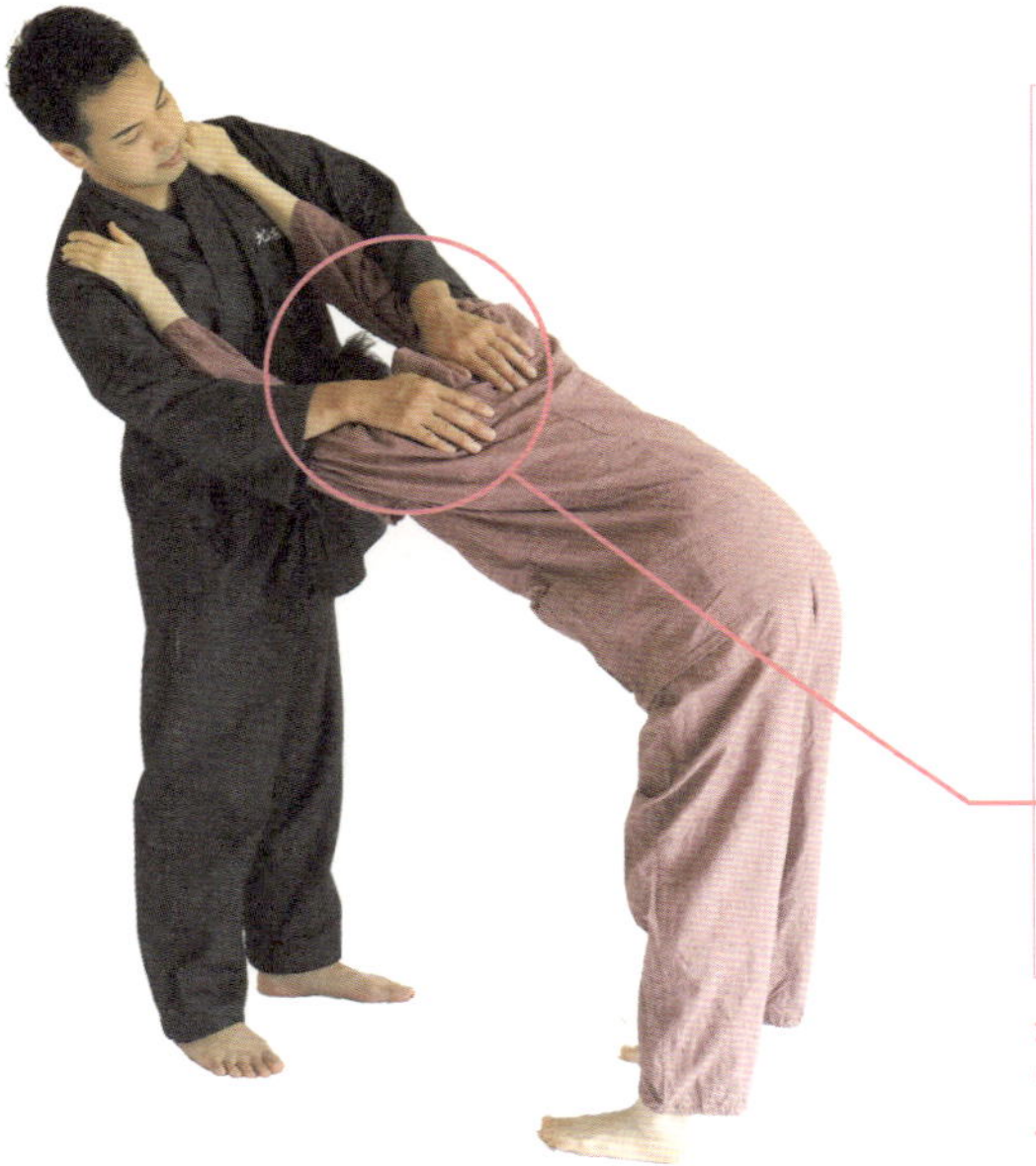

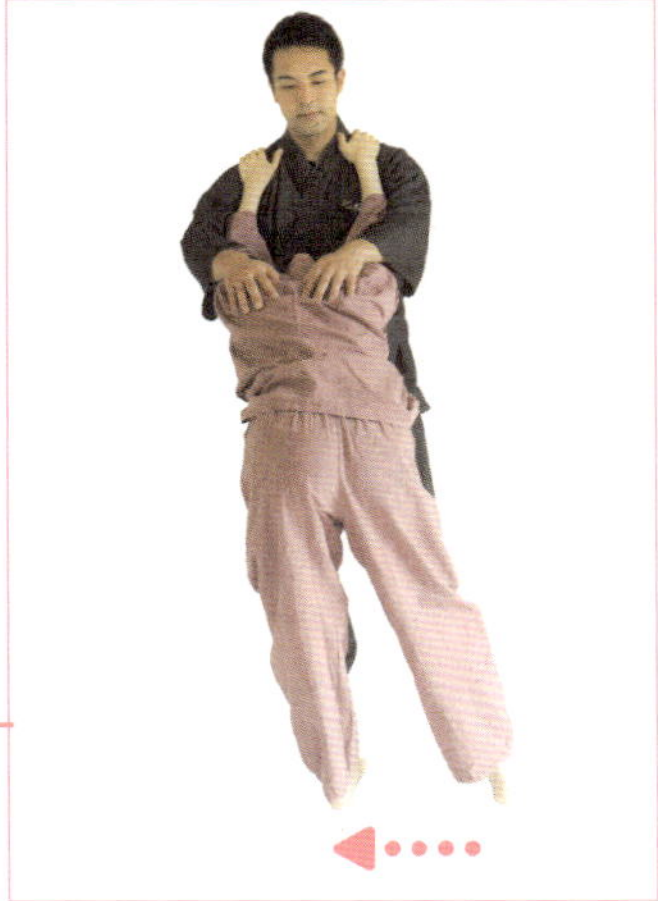

全体重を相手にゆだね、中心を感じながら、ゆっくりと左に重心を移動する。力を入れずにゆったりと相手と呼吸を合わせるのがポイント。

3 施術する側は肩甲骨の上に手をのせたあと、左へゆっくりと傾けていく。傾けるときは相手の動きに合わせて行なうと良い。

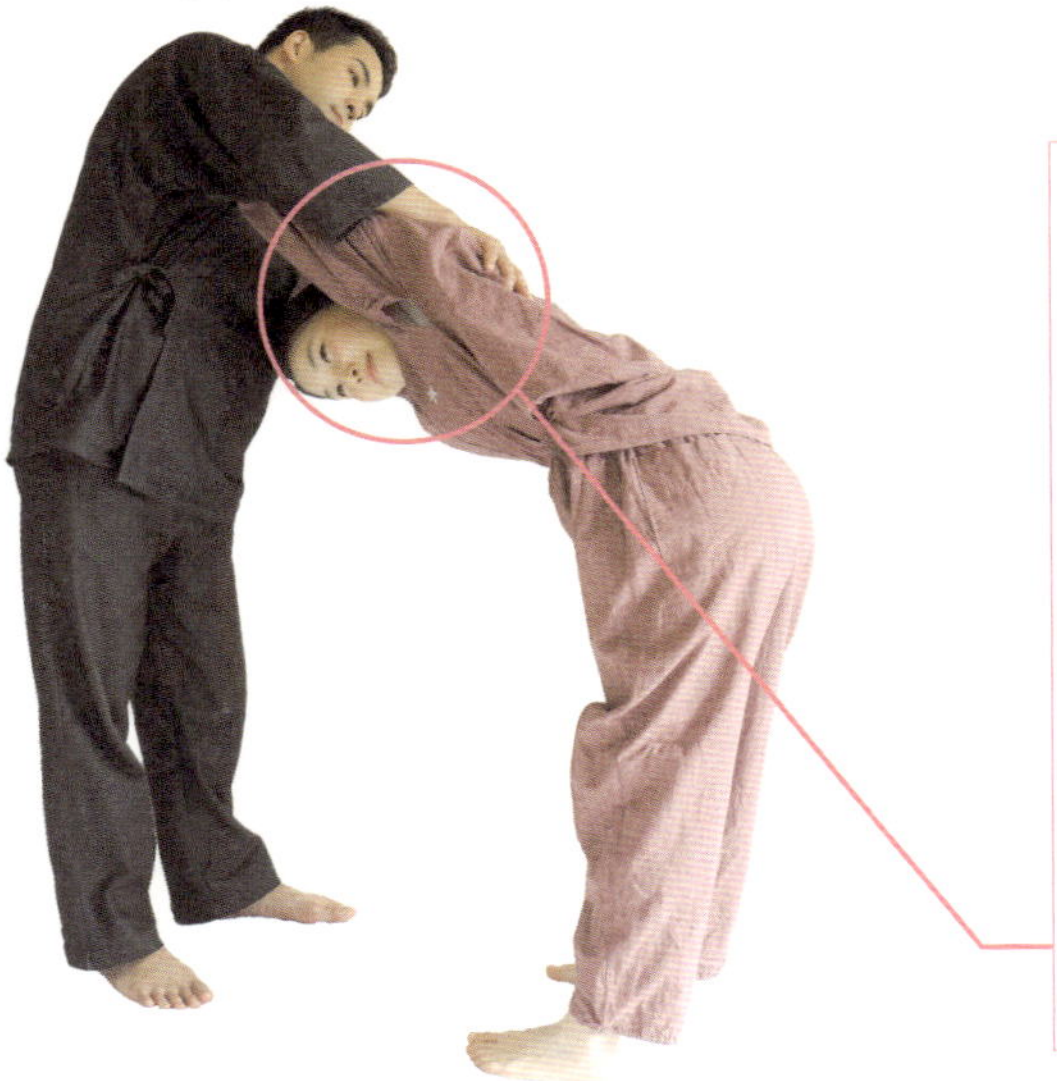

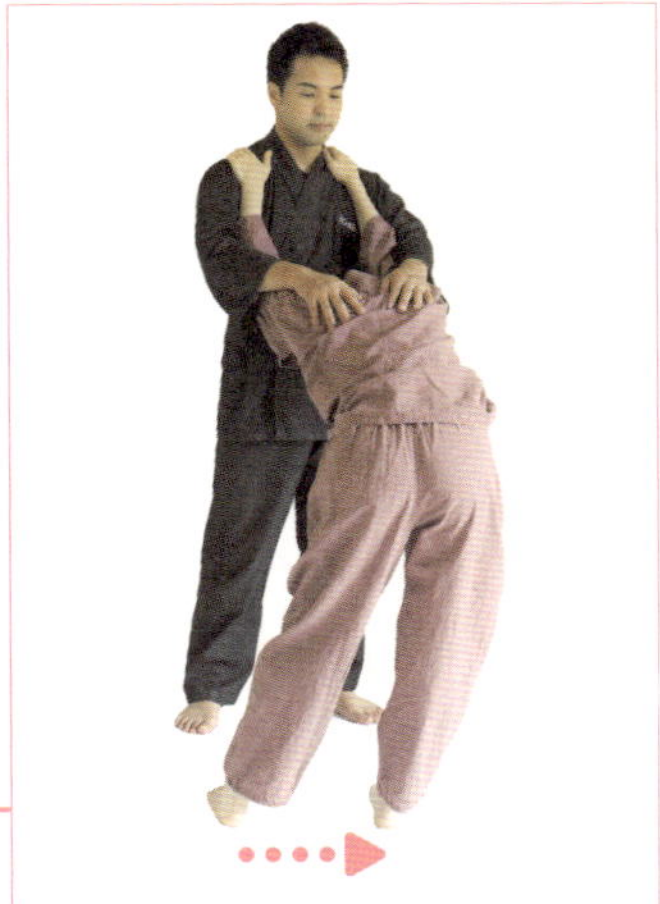

中心を感じながら、右へ重心を移動させていく。呼吸は止めずに、深い呼吸を繰り返しながら行なうとよい。

4 今度はゆっくりと右へ傾けていく。左右の肩に高低差を出すとさらに良い。同様に繰り返し行なう。

万能グッズのボディケア

疲れ知らずの身体、巡りの良い身体になるには欠かせないオススメグッズと日常で応用できるボディケアをご紹介します。

塩分をとる

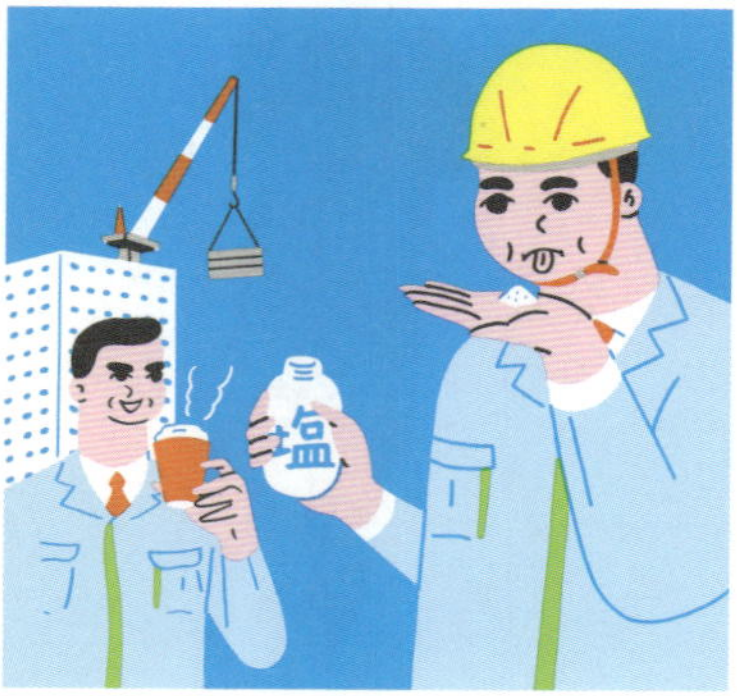

疲れたと思ったら、ひとつまみの塩分を摂取すると、ここぞというときに力が湧いてきます。また疲れがあとに残らないため、無理をした翌日も元気でいられます。塩はミネラルの多い天然塩を選びましょう。 ──［1］

爪美容ケア

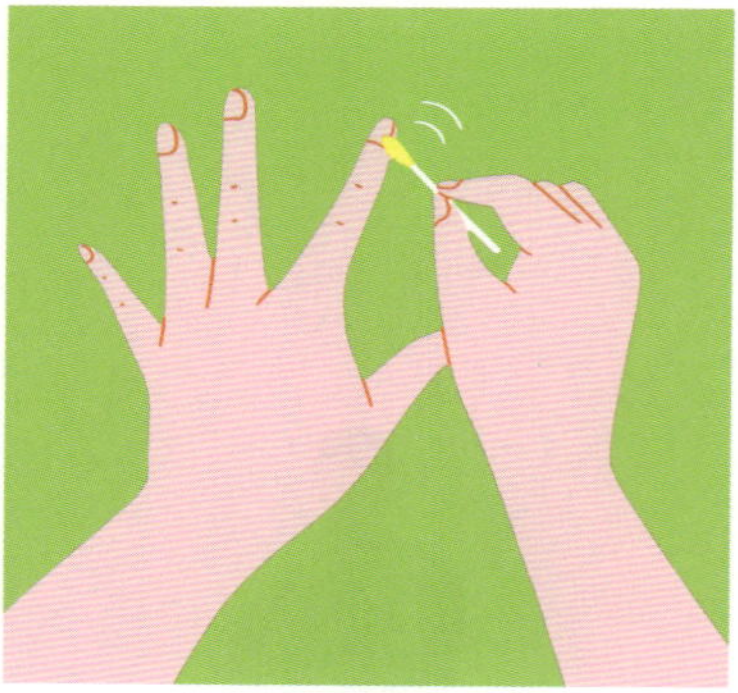

市販の全身用ボディオイルか、お好みのボディオイルを使用します。綿棒にオイルをしみこませて、爪と皮膚の間、爪の付根（爪《そう》母《ぼ》）両脇、指の先端にオイルを塗っていきます。血の巡りがよくなるだけでなく、顔のラインが引き締まります。 ──［2］

［2］大地と光の マッサージオイル

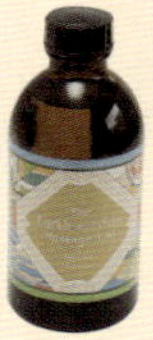

エドガーケーシー療法をもとにオリーブオイルとピーナッツオイルを含有した天然オイル。心と身体をリラックスさせ肌をすこやかに保つ。

［1］キ・パワーソルト

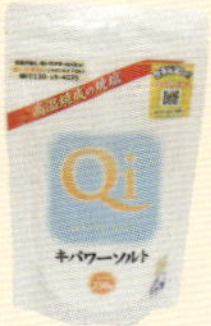

伝統の製法で作られた韓国の焼き塩。還元力が強く健康や美容にもおすすめ。

お水の化粧水スプレー

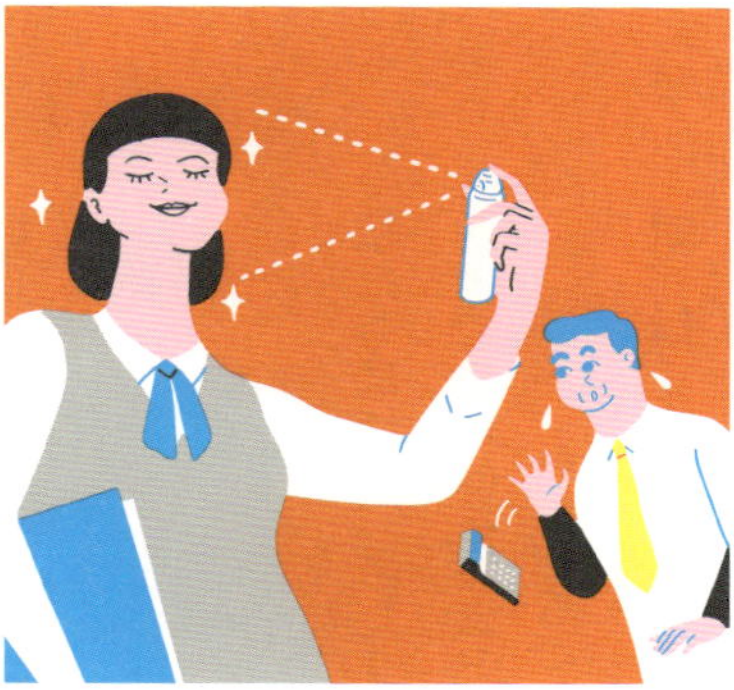

オフィスは一年中、エアコンがきいているため、肌の水分はどんどん蒸発します。乾燥対策には、浄水されたお水または、変若水《おちみず》を市販のスプレーボトルに入れるだけで、万能の化粧水に早変わり。乾燥が気になりだしたらいつでもどこでもさっとひとふき。素肌を健康に保つだけでなく、乾燥肌をうるおい肌に導きます。

──[3]

シャンプー8回洗い

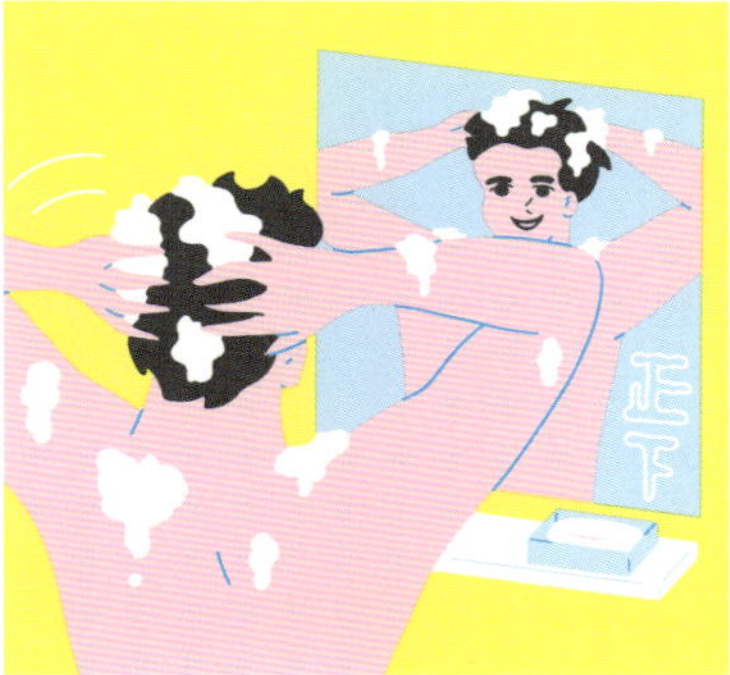

髪の毛は人体のアンテナを担《にな》うところ。ネガティブな思考は髪にも悪い影響を与えます。さらには睡眠の質が落ちて、疲れがとれないことも。「ゆにわの石鹸《せっけん》」で髪の毛を2回洗い、市販のシャンプーか、石鹸シャンプーで4回洗い、最後にリンスを2回した後、洗い流せば、頭皮もすっきりします。 ──[4]

[1]〜[4]の商品はゆにわマートにてお取り扱いしています。
＊ゆにわマート　問い合わせ先
TEL0722-864-5640

[4] 無添加石鹸シャンプー&リンス

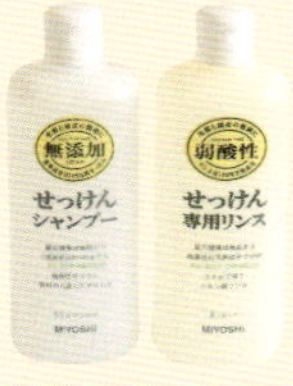

水と石鹸のみで作られた地肌に優しい無添加のシャンプーとリンス。

[3] 変若水

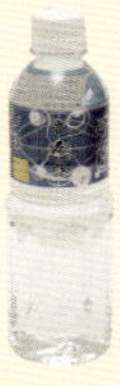

地下150mからくみ上げた南阿蘇《みなみあそ》の天然水に特別な周波数を照射《しょうしゃ》したエネルギーウォーター。空間の浄化や化粧水代わりに。

おわりに　健康の先にある未来に向けて

私たちはつい、当たり前の幸せを忘れてしまいます。

健康であればあるほど、見えなくなってしまうこともあります。

朝、目覚めたとき。布団の中で体温のぬくもりを感じながら、まぶしい太陽に目を細め、深呼吸する。あぁ、今日も生きていると実感する。ただそれだけのことが、実はどれほど貴いことか。

生きていることのありがたさ。只今《ただいま》の貴重さ。人との絆《きずな》のあたたかさ。

これらを最も感じられるのは、皮肉にも、ケガや病気に侵されたとき。

いわんや、死と隣合わせのときかもしれません。

私は、健康の専門家ですから、身体のことには人一倍、気を使いますが、また同時に、人生においては、健康よりも大事なことがあると思うのです。

そう思うようになった最大のキッカケは、一度、死にかけたからです。

大学卒業後、私はとある大手の広告代理店に就職しました。

いずれは、師匠から学んだことを活かして、人の身体を癒やす仕事がしたいと思っていましたが、その前に、自分自身の目でこの社会を見ておかなければならない。そんな思いに駆《か》られたのです。

血相を変えて就活に奮闘《ふんとう》する周りの友人を尻目に、私はあっさりと内定をもらいました。どうやら、大学時代に合気道部の主将を務めた経験が好印象だったようです。「オレって運がいいよな」なんて思ったのも束《つか》の間……。就職してからが、闘いのはじまりでした。

その会社が、体育会系の社風で有名だということは、噂に聞いていました。

「まあ、体力には自信があるし、大丈夫だろう」

そう高《たか》をくくっていたのですが、実態は想像以上だったのです。上司には1日30件の飛び込み営業を課せられました。毎日20㎞の道のりを自転車で駆け回る日々が始まったのです。夏場は真っ黒に日焼けして、喉《のど》はカラカラ。大雨の日も、レインコートを着てずぶ濡れになりながら、必死でペダルを漕《こ》ぎました。

会社に戻ったら、また次のアポに向けて、深夜まで提案書を書く。

そんな過酷な日々を送っていたのは、私だけではありませんでしたから、身体を壊して急に姿を消した同僚もたくさんいました。熱心で真面目な人ほど、自分を追い詰めてしまうのです。

ある先輩が会社に来なくなり、心配になって実家に電話をしたときのこと。電話口では、ご両親が思い詰めた声でおっしゃいました。「今は、誰とも話せる状況じゃないんです。もう、息子と関わらないでやってください……」と。心を病んでしまっていたのです。

どうして？　昨日まで、あんなに明るくしていたのに！　なぜこんな目に……。その異変に気づくことさえできなかった自分が情けなくて、やりきれない気持ちに襲われながら、同時に、自分自身も限界を迎えつつありました。やってもやっても営業成績は伸びず、鬼上司から毎日どやされ、だんだんと自分を見失いそうになっていたのです。


そんな私に、運命の日が訪れました。


どんより暗い雲の立ち込める、冬の日のこと。

その前の数日間、社内コンペの準備に追われ、いつもに増して眠れない日々が続いていました。イライラした空気の蔓延《まんえん》するオフィスで、気持ちも荒《すさ》んでいく一方。

そんな中、私は自分でも驚くような言葉を無意識にこぼしていたのです。

「あぁ～、寝たい。ダンプにでもぶつかったら、ゆっくり寝れるかな……」

口をついて出た言葉に、自分の耳を疑いました。

「わっ、縁起でもない。何言ってんだオレ……重症だな」

暗雲を振り払うように、私は首を振りました。そして、手帳でその日の予定を確認し、山一つ越えたところの営業先に向けてバイクを走らせたのです。

道中、ふと時計を見ると、アポの時間まであとわずか。「やべっ、今日は絶対に遅れられへんからな……」そう思い、アクセルを強く握り直しました。

次の瞬間……。

突如、目の前が、真っ白になりました。

重ねて、脳天《のうてん》が割れるような、轟音《ごうおん》。

心臓が飛び出さんばかりの、衝撃。

ノーウィンカーで左折してきた車に、全速力で激突したのです。

猛スピードで、バイクから投げ出された私は、ワラ人形のように宙を舞いました。

空中、無残に砕けたバイクを見下ろしながら、頭だけはなぜか冷静なのです。

瀕死《ひんし》の瞬間、すべてがスローモーションに見えた、なんて体験をする人がいるとは聞いていましたが、どうやらそれは本当でした。

吹き飛ばされた先には、ごつい鉄柱がありました。

「あぁ、このまま激突して、オレって、死ぬんだ……」

私は走馬灯《そうまとう》のように、昔のことを思い出していました。1秒がまるで永遠であるかのような感覚。思い浮かぶのは、楽しかった思い出ばかり。そうか、無邪気に遊んだ時間も、友達と笑いあった時間も、仲間と励ましあった時間も、もう二度と訪れないのか……。こんなところで死ぬくらいなら、もっと、やりたいこともあったな。伝えておきたいこともあった。なんだよ、この中途半端な人生。

なのに、もう死ぬのか、オレ。


意識が遠のきかけた瞬間、「ドサッ！」と、何かにぶつかりました。

それは、地面でした。

気がつくと私は、鉄柱のわずか手前に着地しており、しかも、見事な受け身を取っていたのです。おかげで、20mくらいぶっ飛んだのに、かすり傷で済みました。

大学時代に合気道で習得した受け身が、まさかこんなところで生きるなんて。血肉になるまで練習したことを、身体は覚えていたのです。まるで他人事《ひとごと》のように驚きました。

「すっげぇ、生きて……る、よな？」

ただ呆然《ぼうぜん》と自分の身体を見つめて、生きていることを確かめているうちに、胸の奥から、ふつふつと熱いものが湧き上がってきたのです。まるで灼熱《しゃくねつ》のマグマのように！

「このまま、社会の奴隷《どれい》になって死ぬなんて、馬鹿げてる。

オレは、こんなことするために、生まれてきたんじゃない！」

限られた生命を、本当に大事なことにだけ使いたい。腹の底から、そう思いました。

死ぬことは恐い。それは誰もが感じる、最大の恐怖にほかなりません。

けれど、その恐怖がいざ目の前に突きつけられた時、気がついたのです。

何かに怯《おび》え、奴隷のような日々を送ることは、死ぬことよりも恐ろしいと。


いつの間にか現実に飲まれて、心を失いそうな自分がいました。

人生の目的を忘れかけていた私を、身体が強引に、目覚めさせてくれたのです。


その日以来、私は働き方が180度、変わりました。余計な力が抜けたのです。

他人からの評価を気にして、がんばらなくていいところで気張ったり、どうでもいいことで競い合ったりすることを、一切しなくなりました。人前でも遠慮なく休むようになり、昼休みはしっかりごはんを食べました。端から見たら、サボリーマンに見えたかもしれません。けれど、このスタイルの変化が、思いもよらぬ結果に繋がったのです。

ガツガツしない営業スタイルは思いのほか受けがよく、お客さんと次々に仲良くなれました。営業先では、むしろ相手から頼りにされることが増えていったのです。

今まで、いかに間違った心の持ち方、身体の使い方をしてきたのか、身にしみて感じました。

蓋《ふた》を開けてみると、なんとその期、私は西日本トップの営業マンとして表彰されることになったのです。

その表彰状を、私は卒業証書のような気持ちで、受け取りました。

なぜなら、社会の実情を、自分自身の目で見たいと飛び込んで、一度は巻き込まれそうになった闇から、ようやく脱出することができた証のように思えたからです。

それからまもなく、私は会社に辞表を出しました。

そして再び、北極老人の門を叩いたのです。


今にして思えば、あの事故は私にとって、社会の束縛《そくばく》から逃れて、人生で本当に大事なことに気づくための通過儀礼でした。失いかけたときに、ようやく気づいたのです。

もちろん、何かを失う前に、大事なことに気づくことができれば、それに越したことはないのかもしれません。けれど、私は思うのです。

〝痛み〟からしか、得られない悟り。〝苦しみ〟の先にしか、見えない光。

最上の人生を歩むには、時にそれらが必要なのだと。


喘息《ぜんそく》の発作に苦しみながらキューバ革命を戦い、平等の旗を掲げたチェ・ゲバラ。

リウマチの痛みに耐えながら、名画を残した巨匠ルノワール。

難聴で無音の彼方に神の音楽を聞き、歴史に残る名曲を生んだ作曲家ベートーヴェン。

盲目の闇から光を見出《みいだ》し、世界各地で障碍《がい》者福祉に尽くしたヘレン・ケラー。

虚脱症に苦しみながら、医療の発展に尽くした白衣の天使ナイチンゲール。

果たして、病気による苦しみ、弱さ、葛藤《かっとう》がなければ、かの偉人たちは同じような偉業を為すことができたでしょうか？

人類の歴史に名を残す人物は、我が身をかえりみず、命を懸けても惜しくないほどの夢に人生を捧げ、今生《こんじょう》の命を燃やし尽くした人ではないでしょうか？

長い人類の歴史に比べれば、どれだけ長生きしても、所詮《しょせん》、人の一生は儚《はかな》いものです。

だからこそ、長生きすること以上に、その限りある命の炎を、なんのために燃やすのか。それが大切なのだと、私自身も、死の恐怖から教わりました。

思えば、かつての私は、自分のことを認めてほしい、という気持ちを原動力にして、自分を大きく見せようと頑張っていたように思います。まるで幼少期から兄と比較され、認められなかった過去に復讐するかのように。そんな自分中心の生き方に、いつも身体は警告を発してくれました。アトピーも、事故も、メッセージだったのです。

今の私にとっては、師匠から受け継ぎ、また自らの人生の指針にしてきたこの「神体法」を、皆様にお伝えすることが使命だと思っています。

その使命を果たすためなら、身体にムチャを強いることもあります。目の前に困っている人、自分の助けを必要とする人がいるのに、寝不足だとか、体調が悪いだなんて、言ってはいられないからです。何より、そうして自分のことよりも相手のために、たとえ損をしても大義のために、命を燃やす生き様を、師の背中から教わってきたからです。

この使命さえ果たせたら、もう、死んでも悔いはない。

そう思えるほど大きな夢や目標があればこそ、人は全身全霊で生きられるものです。

絶対に生きようという強い意思が、生命力を目覚めさせてくれます。

ですから、いま現在、なんらかの病に苦しまれている方も、かならず未来に希望の光があると信じて、身体と向き合っていただきたいのです。

その確信こそが、〝生命の根源〟と繋がるカギとなり、万病を癒やす妙薬になり得るからです。どうか、健康の先にある世界に、思いを馳《は》せてみてください。

自分自身の身体には、どんな使命が与えられているのか。その答えを、身体は知っています。すべての病や不調には、そこに行き着くためのメッセージが含まれているのです。

苦しみや逆境を乗り越えたとき、かならず新しい展開が待っています。

痛みにすら、感謝できる日がやってくるでしょう。

そのとき、絶望が歓喜に変わるのです。そして、あなたの人生は「神話」のように、美しく、誇らしい、世界にひとつだけの物語になるでしょう。

そのような生涯を送ることこそ、あなたの身体が神体になるということであり、「北極流神体法」の目指す、健康の先にあるゴールです。

万福たけし

NEW OPEN

ボディヒーリングサロン ゆにわのご案内

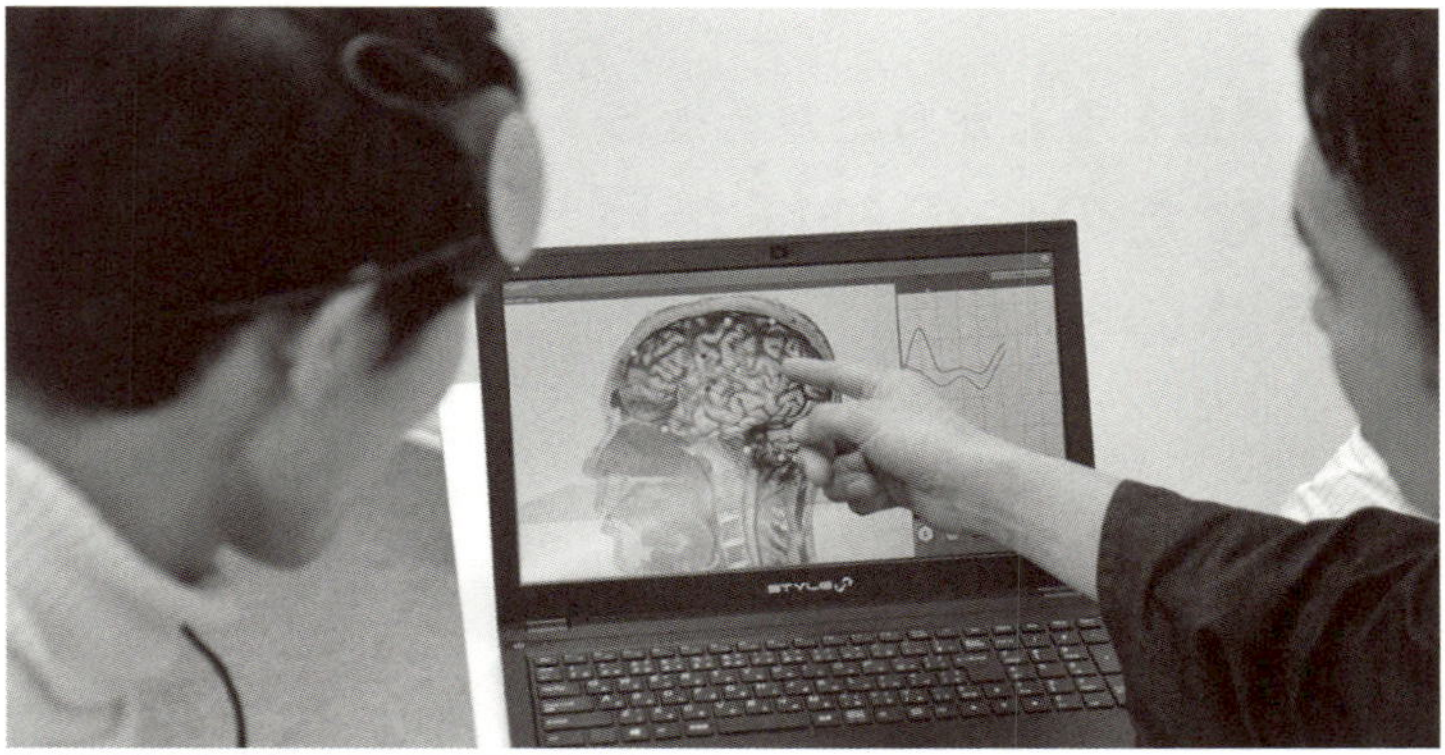

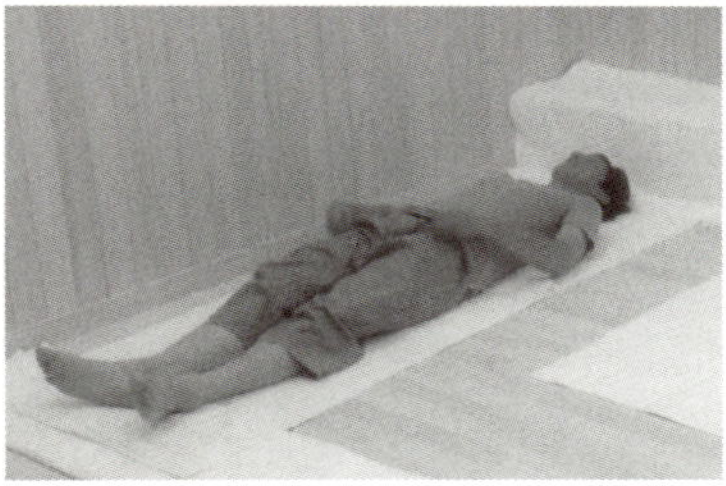

波動治療器「メタトロン」で身体の不調和な部分をモニターを見ながら専任のスタッフがアドバイス。

「温熱ルーム」では、身体の芯からじっくりと温めていくため、全身の血の巡りが改善。

未病治療の最先端、光と振動による癒しのサロンが今春オープン！

現在の医療は病気になってから治す西洋医学と血巡りを基にした東洋医学が主流です。

しかし今、代替医療（補完医療）の分野で注目されているのが、音や光の周波数によって心身を癒す波動療法です。ドイツに端を発するこの療法は医療の現場でも積極的に取り入れられている画期的なもの。

本書でも身体の波動の不調和が健康に害を与えているということを指摘しています。

このほど、ゆにわでは、身体の波動を調整する波動治療器「メタトロン」や音の振動によって体内の周波数を調整する「マインドボディレゾネーター」、身体の芯から冷えを解消する「温熱ルーム」などを取り入れた治療院をオープンします。

日常生活をすこやかに過ごすための最先端機器をぜひ体感してみてください。

＊詳細はボディヒーリングサロンゆにわの公式ホームページを参照ください。

https://body-uniwa.com/

全16本の神体動画プレゼント特典QRコード

▲4つの浄化法や12本のボディワークが学べる限定動画はQRコードにアクセス！

この件のお問い合わせ■ボディヒーリングサロンゆにわ■TEL 072-808-8573

不思議《ふしぎ》と心《こころ》とからだが若返《わかがえ》る
あなたの中《なか》の神様《かみさま》が目覚《めざ》める
奇跡《きせき》の神体法《しんたいほう》

平成30年 4 月10日　初版第 1 刷発行

著 者　万福《まんぷく》たけし
発行者　辻 浩明
発行所　祥伝社
〒101-8701　東京都千代田区神田神保町 3 − 3
TEL 03-3265-2081（販売部）
TEL 03-3265-1084（編集部）
TEL 03-3265-3622（業務部）

ブックデザイン　tobufune（小口翔平＋喜來詩織）
ＤＴＰ　システムタンク（白石和美）
撮影　若田美奈子
表紙・本文イラスト　石山好宏

編集協力　新井久美子

校正・監修協力　室谷良子（日本フットケア協会師範）

印刷　堀内印刷
製本　ナショナル製本

ISBN 978-4-396-61647-2 C0095
祥伝社のホームページ　http://www.shodensha.co.jp/
Printed in Japan　